Jeannette Zeuner

Hochsensibel

durch den Alltag

IMPRESSUM

1. Auflage

Coverdesign: BookDesigns unter Verwendung eines Bildes von
@ Anna_Om, depositphotos.com
Buchlayout: BookDesigns, www.bookdesigns.de
Verlag: Zeuner Publishing, 15754 Heidesee

ISBN Taschenbuch: 9781708069049

Bibliografische Information der Deutschen Nationalbibliothek:
Die Deutsche Nationalbibliothek verzeichnet diese Publikation in der Deutschen Nationalbibliografie; detaillierte bibliografische Daten sind im Internet über http://dnb.d-nb.de abrufbar.

Jeannette Zeuner

Hochsensibel durch den Alltag

Energetischer Selbstschutz für hochsensible & empathische Frauen

ZP

Inhalt

Teil 3

Energetischer Selbstschutz für Hochsensible & Empathen | 75

Hochsensible Menschen werden viel zu oft als schwach oder „beschädigt“ gesehen. Aber intensiv zu fühlen ist kein Zeichen von Schwäche, es ist das Markenzeichen großer Lebendigkeit und großen Mitgefühls. Nicht der empathische Mensch ist kaputt, sondern unsere emotional behinderte Gesellschaft. Es ist nichts Beschämendes daran, Gefühle authentisch auszudrücken … denn das hält den Traum am Leben von einer menschlicheren Welt.

– Anthon St. Maarten

Vorwort

Hast du das Gefühl, dass du äußere Reize, die du durch deine fünf Sinne aufnimmst, also die du sehen, hören, fühlen, riechen und schmecken kannst, viel deutlicher und intensiver wahrnimmst als die meisten anderen Menschen?

Fühlst du dich schnell unwohl, eingeengt und überfordert, wenn du in einem lauten Café sitzt, mit der U-Bahn fährst oder dich auf einer Veranstaltung mit großen Menschenmassen befindest?

Du brauchst viel Zeit zum Alleinsein, weil du dich ausgelaugt fühlst? Hast du einen stärkeren Zugang zu deinem Innenleben und bist sehr empathisch, so dass du die Gefühle, Empfindungen und Energien von Menschen und Tieren verstehen und nachempfinden kannst? Vielleicht hat man dich schon einmal als überempfindlich oder introvertiert bezeichnet?

Fühlst du oftmals Dinge, die andere nicht fühlen und du kannst nicht immer zuordnen, woher deine Emotionen, Schmerzen und Gedanken kommen? Das macht dich oft müde, du bist erschöpft und fühlst dich von all den Emotionen überfordert?

Wenn es einem anderen Menschen in deiner Nähe emotional schlecht geht, er gestresst ist oder ihm etwas wehtut, geht es dir ebenfalls schlecht oder du spürst die gleichen Schmerzen oder andere physischen Symptome machen sich bei dir bemerkbar? Kannst du Gebrüll und Streit fast nicht aushalten?

Dann ist es gut möglich, dass du zu den Menschen gehörst, die hochsensibel sind und noch nicht genau weißt, wie du mit deiner Hochsensibilität bzw. deiner intensiven und empathischen Wahrnehmung umgehen kannst.

Ich wusste sehr sehr lange Zeit nicht, dass es ein Wort – *hochsensibel* – für meine Eigenarten gibt. Ich dachte immer, vielleicht gehöre ich zu einer besonderen Spezie Mensch, die halt einfach so ist. Ehrlich gesagt, kannte ich auch nicht viele andere Menschen, die genauso empfinden. Ich hab es also einfach auf die Gene geschoben ☺ Erst als ich im Winter 2016 in Mexiko beim *Awesomenessfest* (heute *A-Fest*) von Mindvalley einer Frau begegnet bin, die Auras sehen konnte, wurde ich mit der Fähigkeit Empathie konfrontiert. Wir saßen in einer großen Runde beim Frühstück, als sich plötzlich eine

Frau zu mir wandte und sagte „*You are an empath – I can see it in your aura*". Ich fragte, was denn ein Empath sei und sie erklärte mir, dass ich Energien von anderen wahrnehme und teilweise in mein Energiefeld aufnehme. Ich habe mich gefühlt, als wenn ich eine kleine Erleuchtung hätte, als wir tiefer in das Thema und unser Gespräch eintauchten. Soviel hat plötzlich einen Sinn ergeben.

Dies war der Beginn meiner Reise in die Energiewelt. Ich habe seit diesem Moment in Mexiko viele Jahre lang die unterschiedlichsten Energieheilungstechniken studiert, viele Bücher über Energieheilung, Empathie und Intuition verschlungen, um herauszufinden, wie man damit umgeht und wie alles funktioniert. Meine Erkenntnis – um es vorwegzunehmen – ist: wir leben in einer kunterbunten Energiesuppe ☺. Und wie du als hochsensibler und empathischer Mensch in dieser Energiewelt navigieren kannst, möchte ich in diesem Buch an dich weitergeben.

Alle Energien und Gefühle, die du oftmals nicht einordnen kannst oder auch gar nicht bewusst wahrnimmst, kommen nicht von deinem eigenen System, sondern von den Lebewesen um dich herum. Du spürst Emotionen oder Schmerzen, die andere nicht spüren. Du saugst Emotionen wie Stress und auch die Freude der ganzen Welt in einem Maße in dir auf, sodass du dich manchmal selbst verlierst und dich kaum von den anderen abgrenzen kannst, weil du besonders sensitiv und dadurch sehr empfänglich bist. Du empfängst diese Dinge durch deine Hellsinne. Wenn du Reize spürst, die andere nicht vernehmen, dann kannst du hellfühlen.

Hellfühlen ist eine besonders starke Ausprägung der Empathie und geht über das normale Einfühlungsvermögen hinaus. Das Hellfühlen ist eine besondere Fähigkeit auf emotionaler Ebene, die über unsere fünf Sinnesorgane hinausgeht und zu den Hellsinnen gehört, auch extrasensorische Wahrnehmung (ESP) genannt. Es ist eine unbewusste Fähigkeit, mit welcher du Energieflüsse von anderen Menschen, Tieren und Orten wahrnehmen kannst. Andere Hellsinne sind Hellriechen, Hellhören, Hellsehen, Hellschmecken und Hellwissen, die bei jeder Person unterschiedlich aktiv sind.

Ich habe meine Hellsinne während vieler Theta-Healing Kurse aktiviert, wobei ich – wenn ich ehrlich bin – nicht wusste, worauf ich mich da einlasse. Ich wurde nicht vorgewarnt, was das mit meinem System macht und wie sehr es mein Leben verändern würde. Meine Neugierde war größer als alles andere. Mir war zuerst gar nicht bewusst, dass meine Sinne so feinfühlig werden während dem Spielen mit den Energien und dem sich Öffnen für die Magie des Universums. Ich empfand alles, was ich lernte, als faszinierend. Es war eine ganze neue Welt mit tollen neuen Möglichkeiten – die allerdings ihren Preis hatten. Ich wurde so sensibel, dass ich nicht mehr mit der S-Bahn oder mit dem Zug fahren mochte. Die Geräusche und Gerüche wurden so intensiv, dass ich es kaum ertrug. Die Menschenmassen drückten mich in eine Enge, die für mich fast nicht auszuhalten war. Ich spürte soviel, so dass ich manchmal anfing zu weinen und nicht wusste, warum. Jedes Mal nach einem Besuch in der Stadt fühlte ich mich, als würde ich die Welt auf meinen Schultern tragen. Auf Flughäfen kam ich nur noch mit Noise Cancelling Kopfhörern klar, die Geräusche unterdrücken können. Die Welt kam mir einfach unerträglich laut vor.

Ich begann die Symptome von Menschen in meinem Körper zu spüren. Ich spürte den Bluthochdrock und das Pochen im Kopf von meiner Freundin, die mir fünf Minuten später von ihrem Stress auf der Arbeit erzählte und dass sie den ganzen Tag Bluthochdruck und Kopfschmerzen hatte. Auf großen Events und inmitten von vielen Menschen hab ich das Gefühl, ich verliere mich und spüre *mich* nicht mehr. Ich nehme starke Stimmungsschwankungen an mir wahr, wenn ich unter Menschen bin. Erst als all diese Symptome immer merkwürdiger wurden, begegnete mir das Thema Hochsensiblität und ich erkannte mich darin wieder.

Ich bin ganz unbedarft und unaufgeklärt in die Welt der Energien getappelt, habe viel ausprobiert und viel durch die Praxis lernen dürfen. Und ganz oft habe ich mich gefragt: „Warum erzählt einem das niemand??“. Es gibt soviele Dinge, die wir einfach wissen müssen, um gesund und munter in dieser Welt zu leben – besonders als sensitive empathische Frauen.

In diesem Buch zeige ich dir deshalb anhand von praktischen Tipps und Strategien, wie du aufhören kannst, die Emotionen (Energien) und das Leid anderer zu übernehmen und mit diesen täglichen Herausforderungen umzugehen lernst.

Ob physische oder emotionale Empathin – dieses Buch wird dir dabei helfen, deine Sensibilität zu schützen, dich wieder wohlzufühlen und in deiner Kraft zu stehen. Meine Art und Weise, dich in deine Kraft zu bringen, wird dabei die Energiearbeit sein. Ich zeige dir, wie mir das Arbeiten mit dem natürlichen Fluss der Energien geholfen hat, mich und andere besser zu verstehen, mich zu reinigen und wieder mit frischer Energie aufzuladen. Ich nenne es gerne **Energie-Hygiene,** die mir mittlerweile so wichtig geworden ist wie die Körper-Hypgiene und das tägliche Zähneputzen. Ich benutze im Buch das Wort Energie und Emotion manchmal im Austausch, denn Emotionen sind nichts anderes als Energie – die ganz oft in uns feststeckt, aber dazu später mehr.

Den Forschungen zufolge sind etwa 15 bis 20 Prozent aller Menschen hochsensibel – der Grad der

Hochsensibilität ist jedoch von Mensch zu Mensch unterschiedlich.[1] Wenn du dich mit dem Begriff Hochsensibilität identifizieren kannst und dich vielleicht auch bereits mit der Thematik befasst hast, ist dir bestimmt aufgefallen, dass oft von Symptomen, Schwierigkeiten und Problemen gesprochen wird, die hochsensible Personen haben. Doch vielmehr liegt die Schwierigkeit darin, dass Hochsensibilität als Krankheit angesehen wird und von „Symptomen" gesprochen wird. Eine feine Wahrnehmung ist keineswegs als Schwäche zu bezeichnen!

Warum Hochsensibilität und verstärkte Empathie in einem falschen Licht gesehen werden, liegt vor allem daran, dass wir in einer immer schneller werdenden Welt leben, einer Welt, die immer lauter und gröber wird. Es ist eine Welt, in der Empfindungen und Gefühle oftmals keine Beachtung mehr finden.

Das Resultat: Wir *versuchen* zu funktionieren und haben das Gefühl, mit diesem „normalen" Lebensstil Schritt halten zu müssen, so wie es alle tun. Und da bist du. Du nimmst mehr wahr, spürst mehr und fühlst dich völlig ausgelaugt und überfordert durch all die Reize, die durch Smartphones, Medien und aggressive Werbung immer mehr werden. Und das alles, weil du glaubst, in dieser Welt funktionieren zu *müssen*. Doch was passiert, wenn wir einfach mal die Perspektive wechseln? Stelle dir einmal die Frage, ob es tatsächlich wahr ist, dass du in dieser extrem gewordenen Welt einfach funktionieren musst. Und würde es nicht dein Wohlbefinden steigern und dich glücklicher machen, wenn du es einfach nicht tust, sondern deiner Natur folgst und es zulässt, *du* zu sein. Mit all deinen Gefühlen. Du sollst wissen, dass deine Hochsensibilität eine Fähigkeit und eine Gabe ist, für die du dankbar sein darfst. Dich intensiv fühlen zu können und sensitiv gegenüber deiner Umgebung zu sein, ist dein Vorteil. Deine Empathie ist wertvoll für unsere Gesellschaft und macht unsere Welt ein Stück schöner. Vertraue auf deine Intuition, die du deutlicher als andere wahrnehmen kannst. Denn wenn du das Vertrauen in deine Intuition findest, dich erdest und dein Herz sprechen lässt und weniger deinen Kopf, wirst du sie mit der Zeit immer besser nutzen können. Hörst du auf deine Intuition, gehst du den richtigen Weg – das verspreche ich dir. Aber du wirst es auch selbst merken, denn es fühlt sich einfach richtig an.

Als hochsensibler Mensch brauchst du ein gewisses Know-how und besondere Lebensstrategien, um dich vor den Energien, Symptomen und dem Stress anderer zu schützen, sodass du dich seelisch gesund halten und dich privat und beruflich entfalten kannst. Mit diesem Buch möchte ich dir helfen zu lernen, wie du im Alltag mit deiner Hochsensibilität und deiner empathischen Sinneswahrnehmung umgehen kannst. Ich erkläre dir, wie du dich vor fremden Energien schützen kannst, um dich nicht mehr erschöpft zu fühlen und wie du in deiner besonderen Fähigkeit deine größte Stärke erkennst und dein inneres Glück findest, indem du diese Gabe bewusst einsetzt.

Ich zeige dir zahlreiche praktische Tipps und Tools, die du nutzen kannst, solltest du dich in einer Situation wiederfinden, die dich stresst, emotional überfordert und aufwühlt, um zur Ruhe zu kommen und dein inneres Gleichgewicht zu finden. Wenn du dich ausgeglichen und kraftvoll fühlen und eine glückliche Empathin sein möchtest, dann ist dieses Buch genau das Richtige für dich.

Auch wenn es kitschig klingt, ich glaube, jedes Buch findet zur richtigen Zeit zur richtigen Leserin. Meine Liebe, ich freue mich, dass du dieses Buch gefunden hast und hoffe sehr, dass du einiges Wertvolles für dich von den folgenden Seiten mitnehmen kannst.

Herzlichst,

Jeannette

PS: Wenn du dich mit anderen hochsensiblen und empathischen Frauen austauschen möchtest, lade ich dich gern in unsere Facebook-Gruppe „Hochsensibel durch den Alltag“ ein.

Teil 1

Hochsensibel durch den Alltag –
Wenn zwei Welten aufeinandertreffen

Kapitel 1

Hochsensibel und wahrnehmungsstark – Das Gefühl, anders zu sein

Hochsensibilität hat verschiedene Facetten. Viele hochsensible Menschen fühlen sich fremd in dieser Welt, glauben, irgendwie nicht hierher zu gehören und empfinden, anders zu sein. Ich bin eine davon. Vielleicht kennst du auch das Gefühl, dich einfach zurückziehen zu wollen, weil dich diese Welt oftmals überwältigt und erdrückt. Grund hierfür ist, dass die Umwelt hochsensible Menschen stärker belastet als andere. Wir haben schlichtweg nicht dieselben Filter wie andere Menschen, die die Stimulierung der Sinne abschwächen. Doch auch wenn du oft das Gefühl hast, einfach nicht in diese Welt hineinzupassen, du viel Zeit alleine verbringst, niemand wie du zu sein scheint, du niemanden hast, der dein sensitives Sein versteht – lass dich nicht verunsichern. Du gehörst zu den Menschen, die über eine empfindsame Empathie verfügen. Und das ist wirklich eine Besonderheit, die du dir und deiner Umwelt zu Nutze machen kannst, wenn du lernst, mit deinen Fähigkeiten umzugehen. Der Weg dorthin ist nicht einfach, aber es lohnt sich. Zu Beginn wollte ich diese Fähigkeiten einfach wieder abschalten, ausschalten, machen, dass es aufhört Ich hätte gern die Kraft gehabt, bis in die Morgenstunden mit allen anderen zu tanzen und das Leben zu feiern, mich von einer Umarmung in die nächste zu werfen, mich im Rausch der Stimmen, des Lachens und der Euphorie der Nacht zu verlieren – aber es ist zu laut, zu intensiv, zuviel auf einmal, zu schnell, zu tief, zu empfindsam. Ich brauche frische Luft, einen tiefen Atemzug und Ruhe, Stille, das Gefühl, dass die Welt für einen langen Herzschlag anhält. Ich brauche Halt, um mich wieder spüren zu können.

Die Gefühlswahrnehmung und Reizaufnahme sind bei hochsensiblen Menschen an sich sehr stark ausgeprägt, sodass mehr Informationen aufgenommen werden können. Als hochsensibler Mensch kannst du die Emotionen anderer Menschen sehr gut nachempfinden und bist sehr empathisch, was oftmals sehr belastend sein kann. Insbesondere dann, wenn du die Energien anderer Menschen in dir aufnimmst und diese negativ sind. Trauer, Verzweiflung, Hilflosigkeit und Wut können hochsensible

Menschen sehr aufwühlen. Es kann der Wunsch aufkommen, es allen recht zu machen und anderen Menschen zu genügen. Vielleicht stellst du dir manchmal Frage, ob du gut genug bist und den anderen gerecht wirst, da dein Harmoniebedürfnis so stark ausgeprägt ist. Und so begibst du dich in Situationen, die dir eigentlich keine Freude bereiten, stellst deine Bedürfnisse unter die der anderen und bemühst dich darum, so zu tun als wäre alles gut, um den anderen nicht die Laune zu verderben. Du besuchst große Menschenansammlungen, wie zum Beispiel ein Konzert oder eine Party, gehst in überfüllte Shopping-Malls, obwohl dir die Lautstärke und die vielen Menschen einfach zu viel sind und du dich danach ausgelaugt fühlst – vielleicht sogar Schmerzen verspürst, die vorher nicht da waren.

Dadurch, dass Sinnesreize von Hochsensiblen intensiver wahrgenommen werden, können deine Sinne schnell überbelastet werden. Es kann zu einer Überreizung kommen, wenn es beispielsweise sehr laut ist, die Temperaturen hoch ansteigen oder Farben, Licht, Gerüche und Berührungen zu stark sind. Als sensitiver Menschen nimmst du diese Eindrücke als unglaublich anstrengend wahr, da deine Sinne feiner ausgeprägt sind. Auch das Schmerzempfinden kann stärker ausgeprägt sein. Allergien und Unverträglichkeiten können Symptome sein, die sich körperlich äußern. Viele

Hochsensible leiden unter Migräne oder auch Magenkrämpfen und Übelkeit. Als hochsensibler Mensch denkst du oftmals intensiver über aufgenommene Informationen nach, verarbeitest diese auch oftmals länger und verfällst leicht ins Grübeln oder reflektierst vermehrt über dich selbst, wodurch starke Selbstzweifel entstehen können. Doch das Gefühl, fremd zu sein, verstärkt sich durch eine Selbstentfremdung nur weiter. Genauso gut kannst du als hochsensibler Mensch aber auch positive Emotionen wie Freude, Begeisterung und Liebe nachempfinden, sodass deine Energie auf das gleiche Level ansteigt, wie die der Menschen, von welchen du umgeben bist. Die positiven Gefühle anderer Menschen gemeinsam fühlen zu können ist natürlich etwas Wunderbares, wichtig ist es jedoch, dass du deine Balance findest und immer weißt, wo du aufhörst und jemand anders beginnt.

Worüber sich viele nicht bewusst sind: Menschen verfügen über Energiefelder. Energetische Felder sind die Grundlage unseres Seins. Sie befinden sich um den physischen Körper herum und gehen auch durch diesen hindurch. Diese Felder vereinigen alles, sodass wir mit allem und jedem verbunden sind und Informationen wie Emotionen, Leiden und körperliches Wohlbefinden anderer Menschen uns erreichen können. Befindest du dich an einem Ort mit vielen Menschen, überlappen sich die Energiefelder der anderen mit deinem. Und so nimmst du unbewusst die Empfindungen der anderen auf. Willkommen in der Energiesuppe … ☺!

Belasten Fremdenergien dein Energiefeld, wird dieses schwächer und kleiner und du fühlst dich müde, vielleicht sogar ängstlich und willst einfach nur da weg. Vielleicht erinnerst du dich an eine Einflussnahme auf dein Energiefeld, als du mit einem anderen Menschen zusammen warst und deine Energie plötzlich gesunken ist, obwohl du dich zuvor hervorragend gefühlt hast. Das kann ein Hinweis dafür sein, dass du Energien der anderen Person in dir aufgenommen hast. Hast du dich von der anderen Person wieder entfernt und stieg dann deine Energie wieder an, ist das eine Bestätigung dafür, dass du von der Energie der anderen Person beeinflusst wurdest. Dies bedeutet nun aber nicht, dass der andere ein schlechter Mensch ist, sondern nur, dass eure Schwingungen zu dem Zeitpunkt eures Treffens nicht zueinander gepasst haben. Tom Mögele erklärt in seinem Buch „Das MindFlow-Konzept", dass die Energie immer einen Zustand des Ausgleichs anstrebt, d.h. die Energie der Person mit mehr Energie fließt gern zu der Person mit weniger Energie. Im praktischen Leben geht beispielweise der Schwächere (Person mit weniger Energie) immer auf den Stärkeren los (Person mit mehr Energie), um mehr Energie von ihm zu erhalten. Wenn dich also dein Chef oder ein Kunde auf der Arbeit angreift, kannst du dir eigentlich gratulieren, weil du erkennst, dass du es bist, die mehr Energie hat. Du bist energetisch gesehen nicht das Opfer, sondern eigentlich die Stärkere.[2]

Die Energiefelder unserer Körper werden als Biofelder oder biomagnetische Felder beschrieben. Vertreter der Biofeld-Theorie gehen davon aus, dass jeder Mensch von einer Aura umgeben ist, welche auch als feinstofflicher Energiekörper bezeichnet wird. Magnetismus, Elektrizität und elektromagnetische Felder gehören zu den grundlegenden vitalen Energien. Alle Organe und alle Zellen unseres Körpers pulsieren, da Elektrizität wirkt. Diese Elektrizität erzeugt wiederum Magnetfelder, die sämtliche Organe und Zellen, sowie unseren ganzen Körper umgeben. Wir sind mit anderen lebenden Wesen verbunden, weil sich diese Magnetfelder miteinander verbinden und elektromagnetische Felder bilden, die von uns ausgehen, weit über den physischen Körper hinausgehen und sich verbreiten. So ist es auch möglich, mit einer anderen Person zu interagieren, die sich Tausende von Kilometern entfernt befindet. Es ist sogar möglich, Veränderungen in Menschen zu bewirken, die wir kennen oder denen wir begegnet sind. Die Quantenverschränkungs-Theorie besagt, dass zwei oder mehrere Objekte, die bereits einmal miteinander in Verbindung waren, sich gegenseitig beeinflussen können, indem sie wieder in Beziehung treten, selbst wenn sie derzeit voneinander getrennt sind. Andere

Studien wiederum zeigen, dass eine enge Verbindung nicht nötig ist, sondern dass es genügt, eine entsprechende Absicht zu haben, über das universale Feld eine Verbindung herzustellen. Die Existenz von Biofeldern wurde mithilfe neuer Technologien wie Gasentladungsvisualisierung, Aura-Bildgebung und Kirlianfotografie wissenschaftlich nachgewiesen und sichtbar gemacht. Wenn du also jemals das Gefühl hattest, dass du die Schwingung einer anderen Person gespürt hast, war das tatsächlich so. Nicht nur Schwingungen, auch die Gedanken anderer Menschen und Krankheitsmuster schwingen und bewegen sich, wodurch du sie durch dein eigenes Feld spüren kannst.[3] Es gibt außerdem Tests, die zeigen, dass auch elektromagnetische Strahlen, wie z.B. die von Handys, energetischen Einfluss auf unsere Biofelder haben. Da wir nahezu rund um die Uhr von Smartphones, WLAN und Co. umgeben, sind, können die Folge gesundheitliche Probleme sein – ein Krebsrisiko kann leider nicht ausgeschlossen werden.[4]

Für dich als hochsensiblen Menschen ist es insbesondere wichtig zu wissen, wie du deine eigene Energie vor solchen negativen Einflüssen schützen kannst und ein kraftvolles Energiefeld aufbaust. Durch Meditationstechniken kannst du beispielsweise lernen, dich nicht mehr so stark mit deinen Gefühlen zu identifizieren. So kannst du dir ein emotionales Schutzschild aufbauen und wirst immun gegen fremde Energien. Welche Methoden du konkret anwenden kannst, erfährst du im dritten Teil dieses Buches. Hier zeige ich dir Tipps und Strategien, die du in Alltagssitationen einsetzen kannst.

Wichtig ist außerdem, dass du lernst, auch mal Nein zu sagen, dich abzugrenzen und das Gefühl loswirst, dich anpassen zu müssen, weil du dich anders und dadurch ausgeschlossen fühlst. Je klarer dir wird, wer du bist, desto klarer sind automatisch deine Grenzen. Wenn du weißt, wer du bist, was du willst und was nicht, ist das im Grunde die Essenz.

Wenn du lernst, auf deine Intuition zu hören und für sie einstehst, gehst du den richtigen Weg. Du wirst dich von Gefühlen lösen können, die dir sagen, dass du nicht auf deine Bedürfnisse eingehen sollst, dass du keine Grenzen setzen darfst und dich immer so verhalten musst, wie es andere wollen. Diese Verhaltensweisen hast du nur irgendwann in deinem Leben so gelernt, aber das ist nicht die Wahrheit. Die Wahrheit ist: Du darfst so sein wie du bist, du darfst deine Bedürfnisse erfüllen und Grenzen setzen.

Mit diesem Buch möchte ich dir zeigen, dass du deine eigene Wahrheit leben und deine Sensitivität mit einem freudigen Gefühl annehmen darfst. Du musst nicht mehr vor ihr fliehen. Du erfährst außerdem, wie du deine Wahrnehmung verändern kannst, um so deine Realität zu verändern und innere Ruhe zu finden. Es ist an der Zeit, dass die Empathin in dir aufblüht, du deine besondere Begabung erkennst und unserer immer stärker beschleunigten und technisierten Gesellschaft etwas geben kannst, das sie braucht: Feingefühl, Fürsorglichkeit, Einfühlungsvermögen, ein ausgeprägtes Harmoniebedürfnis und ein Verständnis für Gerechtigkeit, die Fähigkeit, die Schönheit dieser Welt und auch die kleinen Wunder zu sehen.

Kapitel 2

Die Unterschiede zwischen hochsensiblen und nicht-hochsensiblen Menschen verstehen

Vielleicht hast du als hochsensibler Mensch manchmal das Gefühl, von einem anderen Stern zu kommen. Im täglichen Leben merkst du, dass sich deine Wahrnehmung von der deiner Mitmenschen unterscheidet. Du fühlst dich anders als die anderen. Doch wo genau liegen die Unterschiede zwischen dir und nicht-hochsensiblen Menschen? Deine fünf Sinne sind verfeinert, sodass du deine Umwelt viel stärker und mehr Details wahrnimmst als andere Menschen. Farben und Formen können für dich eine andere Wirkung haben als auf normal-sensible Menschen. Selbstverständlich verfügen alle Menschen über Sensibilität, jedoch können nicht-hochsensible Menschen unerwünschte Sinneseindrücke besser ausblenden, da sie über ein Filtersystem verfügen, das du nicht hast. Und so ist der Grad der Sensibilität zwischen hochsensiblen und nicht-sensiblen Menschen unterschiedlich.

Als Empathin findest du dich häufiger in stressigen Situationen wieder und produzierst dadurch häufiger Adrenalin, das Hormon, das bei Stress ausgeschüttet wird. Bist du innerhalb kurzer Zeit mehreren Stresssituationen ausgesetzt und kann sich dein Körper von dem Stress nicht erholen, da er immer weiterem Stress ausgesetzt ist, schüttet er mehrmals hintereinander Adrenalin aus. Dadurch wiederum bildet dein Körper das Hormon Cortisol. Cortisol ist das Dauerstresshormon, das deinen Körper in anhaltender Alarmbereitschaft hält. Normalerweise wird das Adrenalin bereits nach wenigen Minuten abgebaut, wenn dein Körper allerdings keine Ruhe findet, wird Cortisol in deinen Blutkreislauf geschüttet, welches erst nach einigen Stunden abgebaut ist. Es ist wichtig, dass du auf deine Körpersymptome hörst und in Stresssituationen reagierst und ihn nicht einfach so über dich ergehen lässt, sondern Grenzen setzt. Denn sobald in deinem Körper Cortisol ist, kann sich dein Körper auch nach Abbau des Adrenalins nicht mehr beruhigen, da dein Organismus den nächsten Stressmoment abwartet. Anstatt dich entspannen zu können, bist du unruhig, kannst dich nicht konzentrieren und auch nicht einschlafen. In der Regel haben hochsensible Menschen einen höheren Cortisolwert als normal-sensible Personen. Je mehr Stress du aushalten musst, desto mehr Cortisol bildet dein Körper. Wird permanent zu viel Cortisol gebildet, kann dich das krank machen. Die Auswirkungen von Cortisol sind unter anderem starke Erschöpfung, Schlafprobleme, Kopfschmerzen, Migräne, Verdauungsprobleme, Verspannungen, Konzentrationsprobleme, Angstzustände und Panikattacken. Wird langanhaltend Cortisol ausgeschüttet, können auch Bluthochdruck, Infektionsanfälligkeit, Essstörungen oder Knochen- und Knorpelabbau die Folge sein.[5]

Dadurch, dass ein hoher Cortisolwert die Produktion von Serotonin hemmt – unserem Glückshormon – kann dich ein langanhaltender Serotoninmangel depressiv machen. Schlaf hilft dir dabei, Cortisol wieder abzubauen, weshalb du als hochsensibler Mensch unbedingt auf ausreichenden Schlaf achten solltest. Wie du siehst, ist es ist wichtig, dass du aktiv Stress abbaust, da dauerhaft produziertes Cortisol deine Gesundheit ernsthaft bedroht. Du musst Verantwortung für dich selbst und dein Wohlbefinden übernehmen. Ein gewisses Selbstmanagement ist gefragt. Ich zeige dir in Teil 3 dieses Buchs gezielte Techniken, wie du deinen Körper entspannen und Stress abbauen kannst und auch wie du den Fokus stärker auf dich legen und innere Stärke aufbauen kannst.

Da deine Sinneseindrücke sehr stark sind, können sie dich überfordern und schnell überreizen. Es können auch psychosomatische Symptome wie Kopfschmerzen auftreten. Dadurch bist du in gewisser Weise empfindsam, wohingegen normal-sensible Menschen eine dickere Haut haben und Dinge emotional nicht so schnell an sich ranlassen. Lärm, Gerüche, Berührungen und andere Wahrnehmungen können dich überfordern, wenn diese disharmonisch sind, sodass du beispielsweise nach dem Einkaufen in einer überfüllten Straße ein großes Bedürfnis nach Ruhe und Rückzug hast, um deine Energie wieder aufzuladen. Für die Menschen um dich herum kann das ungewohnt erscheinen. Als Empathin empfindest du deine Gefühle und Gedanken stärker und intensiver. Du fühlst dich schneller verletzt und spürst Enttäuschung, wo für andere Personen noch alles in Ordnung ist. Filme, Musik und das Beobachten der Natur können bei dir starke Gefühle auslösen. Das Harmoniebedürfnis von Hochsensiblen ist stark ausgeprägt, weshalb Konflikte und Streit vermieden werden und man bei Auseinandersetzungen schneller nachgibt oder sich eher zurückzieht. Hochsensible Menschen sind meist introvertiert, eher schüchtern und spüren ihr Innenleben verstärkt. Soziale Interaktionen nehmen sie als anstrengend wahr und teilen sich vor großen Menschengruppen nur ungern mit. Es gibt auch extrovertierte Hochsensible, jedoch ist dieser Anteil geringer. Für die extrovertierten Hochsensiblen sind Rückzugsphasen, in der sie ihre

Erlebnisse verarbeiten können, besonders wichtig.[6] Auch freudige Eindrücke nimmst du extremer wahr. Du erlebst sämtliche Gefühle, sowohl positive als auch negative, verstärkt. Hinzu kommt, dass du anderen Menschen gegenüber sehr mitfühlend bist. Du kannst vielleicht sogar am eigenen Körper die Emotionen, Probleme und auch physische Beschwerden anderer Personen und Tieren spüren, wodurch du stark beeinflusst wirst und emotional reagierst. Du fühlst dich mit ihnen verbunden und kannst dich sehr gut in die Lage deines Gegenübers hineinversetzen und bereits auf feinste Signale wie Stimmungsschwankungen und feinste Regungen umsichtig reagieren, während die emotionale Intelligenz vieler nicht-hochsensiblen Menschen weniger stark ausgeprägt ist und sie Dinge gar nicht erst wahrnehmen, die du spürst. Sie sind nicht so stark mit ihrem Umfeld verbunden wie du.[7]

Bei einem Großteil der hochsensiblen Menschen ist die feine Wahrnehmung mit Gewissenhaftigkeit verbunden, sodass eine Form von Perfektionismus entwickelt wurde. Es werden Harmonie, Schönheit und Genauigkeit angestrebt, weshalb Hochsensible teilweise länger brauchen, um Aufgaben zu erledigen. Dadurch, dass das vegetative Nervensystem hochsensibler Menschen häufig übererregt und auf Alarmbereitschaft programmiert ist, sind Hochsensible besonders anfällig für Stresskrankheiten wie

Burnout. Medikamente, Kaffee oder schwarzer Tee wirken bei hochsensiblen Menschen häufig extremer, sodass der Effekt stärker ist als bei normal-sensiblen Menschen, worauf ein Zustand der Erschöpfung und Überreizung folgen kann. Benötigen Hochsensible medizinische Versorgung, sind sanftere Methoden besser geeignet, beispielsweise aus der Naturheilkunde oder Energiemedizin.

Hochsensible Menschen können auch medial veranlagt sein und nicht nur über stark verfeinerte Sinne im irdischen Bereich verfügen, sondern auch Sinneseindrücke wahrnehmen, die aus dem feinstofflichen Bereich kommen. Sie nehmen mit ihren Hellsinnen Energien auf, die eine hohe Schwingungsfrequenz aufweisen und dem geistigen Bereich angehören. So können Menschen, die über mediale Fähigkeiten verfügen, Übersinnliches wahrnehmen. Es ist nicht ausgeschlossen, dass nicht-hochsensible Menschen medial veranlagt sind, sie nehmen ihre Hellsinne nur nicht so intensiv wahr wie sehr sensible Menschen. Diese Fähigkeit kann man erlernen.

Vielleicht bist du dir ja bereits bewusst über deine Hellsinne und indem du lernst, mit deiner Gabe richtig umzugehen und deine Wahrnehmung von anderen Energiesystemen zu kontrollieren, können unangenehme und stressauslösende Schwingungen nicht mehr so einen starken Einfluss auf dich nehmen und dich erschöpfen. Du kannst deine besonderen Fähigkeiten auch nutzen, um anderen Menschen zu helfen, um ein höheres Verständnis zu erlangen und dich ganzheitlich weiterzuentwickeln. Wie du dein hochsensibles und mediales Potenzial entfalten kannst, zeige ich dir in Teil 2 dieses Buches. Schauen wir uns nun genauer an, woher die Hochsensiblität kommt.

Kapitel 3

Woher kommt Hochsensibilität?

Es ist offensichtlich, dass einige Menschen weniger belastbar sind als andere und öfter mal eine Auszeit brauchen, sowie es auch solche Personen gibt, die über Energiereserven verfügen, die nahezu unerschöpflich scheinen. Ebenso lässt sich nicht bestreiten, dass manche Menschen einen besseren Blick für Details haben als andere und dass manche Personen Schmerz, Lärm oder eine unangebrachte Bemerkung des Gesprächspartners empfindlicher wahrnehmen als andere. Doch ab wann gilt eine Person als hochsensibel? Wird man hochsensibel geboren oder eignet man sich diese Eigenschaft im Laufe des Lebens an? Was sagen eigentlich Wissenschaftler dazu, die sich mit Hochsensibilität auseinandersetzen?

Das sagt die Wissenschaft dazu …

Das Phänomen der Hochsensibilität wurde zum ersten Mal von Elaine N. Aron, einer US-amerikanischen Psychologin, gemeinsam mit ihrem Ehemann Arthur, der ebenfalls Psychologe ist, im Jahr 1996 wissenschaftlich beschrieben. Sie gilt als Pionierin auf dem Gebiet der Hochsensibilität und ist selbst hochsensibel. Bis heute treibt sie die Forschung voran und publiziert immer wieder neue Literatur. Ihr Buch „The Highly Sensitive Person – How To Thrive When The World Overwhelms You" wurde in zahlreiche Sprachen übersetzt und gilt als Standardwerk zum Thema. Das Werk findest du in deutscher Sprache unter dem Titel „Sind Sie hochsensibel? Wie Sie Ihre Empfindsamkeit erkennen, verstehen und nutzen".

Grundlage der Untersuchungen der Arons ist die „Sensitivität für sensorische Verarbeitungsprozesse" (High Sensory-Processing-Sensitivity, HSPS), welche als Persönlichkeitsmerkmal definiert wird und *highly sensitive persons* zugeordnet wird. HSPS ist der wissenschaftliche Oberbegriff. In der populärwissenschaftlichen Literatur findet man zahlreiche weitere Begriffe wie Hochsensibilität, Hochsensitivität, Empfindsamkeit, Feinfühligkeit, Hypersensibilität oder Reizoffenheit. Mit HSPS wird eine besondere Form der neuronalen Verarbeitung von Reizen beschrieben. Die Sensitivität betrifft sowohl emotionale als auch soziale und physische Bereiche. Aron erklärt, dass sich HSPS bei Menschen insofern äußert, dass sie sich in neuartigen Situationen gehemmt verhalten und dass sie über eine feinere Wahrnehmung verfügen, sodass Situationen, die einen starken Reiz auslösen, wie etwa laute Geräusche oder viele Eindrücke bei einem langen Sightseeing-Tag, leicht zu Überforderung, Stress oder anderen stärkeren emotionalen Reaktionen führen können. Wegen der starken Emotionen brauchen hochsensible Menschen mehr Erholungsphasen.[8]

Ob jemand hochsensibel ist, misst die amerikanische Psychologin mit einem Fragebogen, dem Highly Sensitive Person Scale (HSPS), den sie mit ihrem Ehemann entwickelt hat. Der Hochsensibilitätstest besteht aus 27 Fragen, markiert man mehr als 14 Aussagen als zutreffend, ist man wahrscheinlich hochsensibel. Sollte die Zahl geringer ausfallen, die betreffenden Aussagen jedoch in einem extrem hohen Maß zutreffen, kann man sich ebenfalls zu den hochsensiblen Menschen zählen.[9] Wenn du dich selbst einmal testen möchtest, kannst du den Test von Aron unter dieser Web-Adresse finden:

http://hsperson.com/test/highly-sensitive-test/.

Einen deutschen HSP-Test, der zuverlässige Ergebnisse liefert, findest du auf der Webseite des "Zart besaitet"

Vereins zur Förderung und Pflege der Belange hochempfindlicher Menschen von Georg Parlow, dem Autor von „Zart besaitet“ – einem tollen Buch, das ebenfalls viele Informationen zum Thema Hochsensibilität bietet:

http://www.zartbesaitet.net/survey/site.php?a=su_onepage&su_id=1.

Auch andere Wissenschaftler beschäftigten sich bereits mit dem Thema, wie beispielsweise der berühmte Psychoanalytiker Carl G. Jung. Jedoch orientierte sich dieser vielmehr an einer Unterteilung in Introversion und Extroversion. Der Mediziner Iwan P. Pawlow interessierte sich dagegen für die Messung der Empfindlichkeit. Elaine N. Aron jedoch war es, die eine Grundlage für weitere Forschungen geschaffen und den Baustein gelegt hat, detaillierte Überprüfungen anzustellen. Für den deutschen Sprachraum haben Sandra Konrad und Phillip Herzberg den *Highly Sensitive Person Scale* von Aron überarbeitet und ausdifferenziert. Konrad und Herzberg identifizieren drei Faktoren mit Hochsensibilität: Leichte Erregbarkeit, ästhetische Empfindsamkeit und eine niedrige sensorische Wahrnehmungsschwelle.[10]

Laut Elaine N. Aron sind etwa 70 Prozent der Hochsensiblen introvertiert und zeigen sich in mancher Hinsicht als verletzlicher. Da sich 30 Prozent aller Hochsensiblen extrovertiert verhalten, ist es gar nicht so leicht,

Hochsensible auf Anhieb zu erkennen. Vor allen Dingen, weil sich Hochsensibilität nicht so einfach an der Oberfläche zeigt. Das Merkmal der Hochsensibilität kommt nicht nur bei Menschen, sondern auch bei Tieren vor. Denn Sensibilität ist im Grunde eine angeborene Überlebensstrategie, über die sowohl Menschen als auch Tiere verfügen und die es ermöglicht, Informationen genau zu verarbeiten, ehe man auf diese reagiert.

In diesem Zusammenhang gibt es ein bekanntes Experiment von D. S. Wilson, der die Verhaltensweisen von Fischen untersuchte. Er stellte eine Falle mit Futter auf, auf die die Fische unterschiedlich reagierten. Eine größere Gruppe an Fischen zögerte nicht und schwamm direkt auf die Falle zu, während die andere Gruppe sich zögerlich verhielt und zunächst die Situation beobachtete. Die abwartenden Fische zeigten sich schreckhafter und weniger angriffslustig. Aus diesen Beobachtungen heraus resultierte die Schlussfolgerung, dass sowohl schreckhafte als auf angriffslustige Verhaltensweisen biologisch erfolgreiche Überlebensstrategien sind. Obwohl das Verhalten der meisten Fische forscher ist, setzt sich eine geringere Anzahl an Fischen mit ihrem oberservierenden Verhalten weitaus weniger gefährlichen Situationen aus.[11]

Hochsensibilität ist also ein Persönlichkeitsmerkmal, das man auch als Überlebensstrategie der Natur verstehen kann, die den Menschen noch heute Vorteile bringt. Dass Hochsensibilität als eigenständiges Persönlichkeitsmerkmal zu verstehen ist, ist Elaine N. und Arthur Arons Nachweisen zu verdanken. Die Arons kritisieren Forschungsarbeiten zum Thema, die die Merkmale der Hochsensibilität mit anderen psychologischen Merkmalen in Verbindung bringen, wie zum Beispiel Schüchternheit, Gehemmtheit, negative Emotionalität oder soziale Introversion. Die beiden Psychologen zeigen auf, dass Hochsensibilität nicht mit negativer Emotionalität und sozialer Introversion in Verbindung zu bringen ist, vielmehr müssen weitere mitspielende Komponenten beachtet werden, die Einfluss auf einen Menschen haben. Personen, die zugleich hochsensibel und schüchtern sind und negative Emotionalität aufweisen, sind in ihrer Kindheit meist in einem elterlichen Umfeld aufgewachsen, das eher ungünstig war. Elaine N. Aron schlussfolgert daraus, dass negative Einflüsse der Umwelt während der Entwicklung einen stärkeren Einfluss auf hochsensible Personen als auf nicht-hochsensible haben können. Da viele Faktoren mitspielen und diese die Persönlichkeit eines Menschen prägen, ist es nicht ganz richtig zu behaupten, dass Hochsensibilität automatisch mit Schüchternheit einhergeht.[12]

Vielleicht hast du dir bereits Gedanken darüber gemacht, ob du schon immer hochsensibel warst. Laut Elaine N. Aron wird Hochsensibilität in den meisten Fällen vererbt. Dies sei eindeutig, da Studien mit eineiigen Zwillingen durchgeführt wurden, die getrennt aufwuchsen, sich aber ähnlich verhielten.[13] Hochsensibilität ist damit zumindest zum Teil genetisch bedingt, was wiederum ein Hinweis darauf ist, dass Hochsensibilität uns als Überlebensstrategie dient. Anstatt aus dem Affekt zu handeln, analysieren hochsensible Menschen eine Situation erst einmal und nehmen Details wahr, um dann eine Entscheidung zu treffen und aktiv zu werden. Nicht-hochsensible Menschen handeln oftmals ohne sich einen Überblick über die Situation verschaffen zu haben und übersehen womöglich Details, die ihnen eigentlich hätten nutzen können. Gerade im Arbeitsalltag kann Hochsensibilität eine wertvolle Eigenschaft sein. Hochsensible Menschen können sich beispielsweise gut in eine Führungsrolle einfinden. Wie du dir deine Empathie im Beruf zu Nutze machen kannst, erfährst du in Teil 2 dieses Buches.

Weitere Forschungsprojekte untersuchen, inwiefern Hochsensibilität als reines Konstrukt auftritt oder wie sich Hochsensibilität aus mehreren Komponenten zusammensetzt. Aktuelle Forschungen deuten darauf hin, dass es einen Zusammenhang zwischen Hochsensibilität und Traumata in der frühen Kindheit gibt.[14]

Dass es einen Zusammenhang zwischen Hochsensibilität und Hochbegabung gibt, ist bisher umstritten. Oftmals treten beide Eigenschaften miteinander auf, noch konnte allerdings nicht nachgewiesen werden, dass es einen eindeutigen Zusammenhang gibt.[15] Zudem gibt es noch keine eindeutigen Forschungsergebnisse, die klare Zusammenhänge zwischen Hochsensibilität und anderen Faktoren aufzeigen, es bleiben also noch einige Fragen offen. Prinzipiell sind sich aber alle Forscher darüber einig, dass Hochsensibilität eine Veranlagung und keine Krankheit ist, früher brachte man jedoch fälschlicherweise Hochsensibilität mit Depressivität und Hysterie in enge Verbindung.

Hochsensibilität aus spiritueller Sicht

Welche Erklärungen gibt es außerdem zum Phänomen Hochsensibilität, abseits der Wissenschaft? Schließlich lässt sich nicht alles in unserem Universum messen und wissenschaftlich theoretisch begründen, hier und da bleiben Fragen offen ... Unsere sogenannte „reale" Welt lässt sich durch unsere fünf Sinne erfassen. Wir können die Welt berühren, sehen, hören, schmecken und riechen. Doch unsere Welt besteht ebenso aus Energien, die sich nicht mit diesen fünf Sinnen wahrnehmen lassen. Das vorherrschende Weltbild unserer westlichen Gesellschaft basiert auf Annahmen, die auf das reduziert sind, was sich auf der Ebene der grobstofflichen Materie erkennen lässt. Die Erforschung des Geistes und des Bewusstseins erstreckt sich über den Rahmen, den die Forschung und Technologie vorgibt. Dass eine gegenseitige Wechselwirkung zwischen Mensch und Kosmos besteht, wird seitens der Wissenschaft als unrealistisch und nicht existent angesehen. Doch immer mehr Menschen in der heutigen Zeit stellen die Vollkommenheit unseres materialistischen Weltbildes in Frage. Das Weltbild der Wissenschaft ist keineswegs vollständig, denn es gibt zwei Welten: Die materielle und die geistige Welt – die Seinsebene deines höheren Selbst und deines Bewusstseins. Unsere Wirklichkeit besteht in ihrem Gesamtbild auch aus Systemen aus feinstofflicher und unsichtbarer Energie. Neue experimentelle Befunde moderner Wissenschaftsmethoden zeigen, dass bislang Formen feinstofflich realer Materie übersehen wurden. Dass feinstoffliche Materie existiert, wurde untersucht und in vielen Studien dargelegt. Es zeigt sich, dass weitere Erklärungen der Raum-Zeit-Struktur oder der Dimensionalität in der Physik benötigt werden, um die Realität besser verstehen zu können.[16]

Dass feinstoffliche Materie existiert, die für uns unsichtbar ist und einige ungewöhnliche Eigenschaften besitzt, ist keine neuartige Vorstellung. Die Wurzeln des Wissens über unsere feinstoffliche Welt reichen bis tief in die Geschichte der Menschheit zurück. Unsere Ahnen entwickelten bereits vor Jahrtausenden Systeme, die mit Energien arbeiten. Sie entwickelten unter anderem Heilmethoden, die dem Wissen feinstofflicher Energien zugrunde liegen und beispielsweise Farben und Klänge integrieren. Das heutige Weltbild der Wissenschaft ist unvollständig, was Folgen für unsere Gesundheit, aber auch in anderen Bereichen der Naturwissenschaften hat. Feinstoffliche Energien können Ungleichgewichte und Krankheiten verursachen. Um Heilung zu erlangen, müssen wir diese Energien verstehen lernen und mit ihnen arbeiten. Um Menschen zu heilen, ist es wichtig, dass sich die Medizin nicht nur darauf beschränkt, die Symptome zu lindern, sondern die Ursachen erkennt und behandelt. Wenn es um Gesundheit und Krankheit geht, muss das Gesamtbild betrachtet werden. Die östliche Medizin ist anders als die westliche, die Symptome mit wissenschaftlichen Methoden behandelt. Sie behandelt nicht nur die Symptome eines Menschen, sondern versteht den Menschen ganzheitlich, mit Körper, Seele und Geist.[17]

Feinstoffliche Energien sind, anders als physische oder stoffliche Energien, nicht mit Apparaten wie Röntgengeräten überwachbar und vorhersagbar. Doch auch wenn feinstoffliche Energien nicht direkt messbar und relativ unsichtbar sind, wissen wir, dass es sie gibt – schließlich haben sie wundersame, kraftvolle Wirkungen. Feinstoffliche Energien werden auch als spirituelle, geistige,

Lebens-, intuitive oder ätherische Energie bezeichnet, sowie Prana, Chi, Biofelder, Skalarwellen etc.. Albert Einstein soll der erste Physiker gewesen sein, der den Begriff *feinstoffliche Energie* verwendete. Durch die Informationen, die feinstoffliche Energie in sich trägt, hat sie eine enorme Kraft – auch wenn diese nicht gesehen werden kann. Feinstoffliche Energien haben außerdem die Fähigkeit zu schwingen und alles, womit sie sich in Verbindung setzen, ebenfalls in Schwingung zu versetzen oder bestehende Schwingungen zu verändern (Gesetz der Resonanz). Feinstoffliche Energien haben zudem Zugang zu allen Ebenen der Wirklichkeit – auch der physischen – und können diese verändern. Wissenschaftliche Erklärungen der Wirkung feinstofflicher Energien bietet vor allem die Quantenphysik, die unter anderem auch die Wirkungen der Chakren untersucht, unserer energetischen Zentren, die sich als rotierende Energiewirbel präsentieren. Eines der wichtigsten Gesetze der Quantenphysik besagt, dass zwei Menschen oder Objekte, die einmal miteinander in Kontakt waren, sich selbst dann noch beeinflussen, wenn sie durch Entfernung und Zeit voneinander getrennt wurden.[18]

Unsere physischen Augen können die feinstoffliche Form der Dinge nicht wahrnehmen, unseren Hellsinnen (wie bereits erwähnt, können viele hellfühlen, hellsehen, hellhören, hellschmecken oder hellwissen) bleibt sie jedoch nicht verborgen. Emotionen und Gefühle, die du also manchmal wahrnimmst, aber nicht direkt als zu dir zugehörig einordnen kannst, sind feinstoffliche Energien anderer Menschen, die auf dich einwirken. Wenn du dich mit Medialität und den Hellsinnen auseinandersetzt, wird dir auffallen, dass deine Hochsensibilität mit Symptomen der Hellfühligkeit zusammenhängt. Im Grunde verfügt jeder Mensch von Geburt an über Hellsinne – es steckt so viel mehr in uns als wir glauben. Es hat sich nur ein Schleier über unsere Fähigkeiten gelegt, sodass nicht alle sie bewusst wahrnehmen können.

Das Öffnen der Sinneskanäle geschieht individuell unterschiedlich, zudem gibt es unterschiedliche Ausprägungsgrade. Bei dem einen sind die Hellsinne leicht offen, beim anderen weit offen. Auch wie viele Hellsinne offen sind, ist individuell unterschiedlich. Die eine Person kann hellsehen und hellfühlen, die andere wiederum vermehrt hellhören. Meist sind von Natur aus ein bis zwei Hellsinne stärker ausgeprägt. Tatsächlich ist jeder in der Lage, seine Wahrnehmung auf seine Hellsinne abzustimmen und feinstoffliche Energien wahrzunehmen – egal ob er sich als spirituell empfindet oder nicht. Kindern ist die Wahrnehmung von dem Feinstofflichen ganz ohne besondere Anstrengung möglich, jedoch verkümmern diese Eindrücke im Laufe der Zeit, wenn sie nicht gefördert, geübt und genutzt werden.

Die Wahrnehmung feinstofflicher Energien entzieht sich uns, sobald wir die Illusion annehmen, dass die Welt nur aus grober Materie besteht. Doch glücklicherweise befinden wir uns aktuell in einem Wandlungsprozess, der die ganze Welt betrifft. Immer mehr Menschen kommen auf diese Welt, die ihrem Seelenweg und nicht einfach nur den Realitätsvorstellungen unserer Gesellschaft folgen. In den letzten Jahren sind immer mehr Empathen erwacht und immer mehr Menschen verstehen, dass sie sich in ihrem Leben bestimmten Herausforderungen stellen mussten, weil sie Empathen sind. Im Rahmen dieser Transformation verändern sich die Schwingungen von allem Existenten und sowohl grob- als auch feinstoffliche Energien verschieben sich. Die Schwingung der gesamten Erde erhöht sich. Dadurch kommen die Menschen automatisch nach und nach in eine höhere Energie, ein höheres Bewusstsein und können besser auf ihre Hellsinne zugreifen. Wenn du lernst, diese zu nutzen, um mit der feinstofflichen Welt zu arbeiten und den Umgang mit Energien meisterst, werden sich die Energien nicht nur positiv auf dein privates und berufliches Leben auswirken, sondern auch auf deine Mitmenschen und auf die Erde. Und genau das ist der Sinn des Wandlungsprozesses, den unsere Welt derzeit erlebt.[19]

Warum das kosmische Erwachen gerade jetzt, innerhalb der letzten Jahre verstärkt stattfindet und immer mehr Empathen erwachen, liegt daran, dass die meisten Menschen ein starkes Gefühl von Getrenntheit entwickelt haben und keine Verbundenheit zur Gesellschaft und Umwelt haben. Die Zeit ist nun gekommen, um zu verstehen, warum. Dazu gehört auch ein Verständnis des derzeitigen Zustands unserer Welt. Überall auf der Erde gibt es Machtmissbrauch, Manipulation und Energien des Konflikts, die sich über die Medien und andere Kanäle wie ein Lauffeuer ausbreiten und nur schwer aufzulösen sind. Womöglich ist das der Grund dafür, dass immer mehr Empathen erwachen. Die Erde und die Menschen brauchen sie, um heilen zu können.

Das Erwachen der Empathen läuft von Person zu Person sehr ähnlich ab: Bei den meisten findet ein Erwachen statt, nachdem eine schwierige Zeit durchlebt wurde oder man begonnen hat, an sich selbst zu arbeiten. Vielleicht hast du begonnen Yoga zu machen, zu meditieren, dich mit Spiritualität zu beschäftigen oder hast angefangen, dich mit philosophischen Fragen auseinanderzusetzen, um ein besseres Verständnis vom Leben zu bekommen oder zu einem besseren Menschen zu werden. Öffnet man sein Bewusstsein und verändert seine Verhaltensweisen, kann es passieren, dass man körperliche und emotionale Reaktionen wahrnimmt, da die in uns schlummernde Empathie erweckt wird. Arbeitest du an dir selbst, steigert sich deine Sensibilität, wodurch du nicht nur Energien intensiver wahrnimmst, sondern vielleicht auch sensibler auf andere Menschen und Dinge reagierst. Als Empathin hast du womöglich schon immer Emotionen und Energien anderer gespürt, oftmals, ohne zu realisieren, dass sie gar nicht zu dir gehören. Wenn du nun aktiv an dir selbst arbeitest, spürst du diese Energien noch stärker und fühlst dich in Räumen mit vielen Menschen überfordert. Situationen, die dir einst viel Energie geraubt haben, erschlagen dich als erwachte Empathin nahezu. Mit dem Erwachen als Empathin beginnst du, Ungerechtigkeiten zu bemerken oder siehst auf einmal Dinge in der Welt, die du vorher nicht gesehen hast oder reagierst sensibler auf manche Lebensmittel oder auf Menschen, die sich nicht authentisch verhalten. Es gibt viele Ausprägungen einer gesteigerten Empathie, allem voran ist aber die gesteigerte Wahrnehmung von Energien anderer Menschen präsent. Die Aktivierung deiner gesteigerten Empathie ist erst der Beginn deiner neuen Reise.

Ich hatte in den letzten Jahren eher das Gefühl, dass ich diese Fähigkeit entwickelt habe oder dass sie tatsächlich wieder erwacht ist, seitdem ich mich auf den spirituellen Weg gemacht habe und mich für Meditation, Qi Gong und Energieheilungstechniken geöffnet habe. Im Kurs „Intuitive Anatomie“ von Theta Healing wurden unsere Hellsinne aktiviert, und auch wenn ich es nicht sofort nach dem Kurs bemerkt habe, glaube ich, dass sich mein Hellfühlen und meine feinfühlige Wahrnehmung tatsächlich dadurch stetig weiterentwickelt hat. Ich wurde als Kind schon immer als schüchtern angesehen, habe meine Nase täglich lieber in Bücher gesteckt und hatte schon immer eine besondere Gabe anderen gut zuhören zu können. Vielleicht haben also beide Seiten Recht. Ob nun wissenschaftlich oder spirituell erklärt, ich glaube dieses Hintergrundwissen und Verständnis für die Besonderheiten, die dich als sensible und empathische Frau ausmachen, kann den eigenen Weg enorm erleichtern.

Kapitel 4

Der innere Konflikt: Verantwortung für das Wohlbefinden anderer

Als empathischer Mensch hast du einen sehr guten Blick dafür, worunter andere leiden. Es fällt dir schwer, das Leid anderer zu ignorieren und du möchtest Menschen gerne helfen. Oftmals tust du das aber nicht, weil es dir wirklich um den anderen Menschen geht, sondern weil du selbst so sehr darunter leidest, dass ein anderer Leid erfährt. Dieses Leid möchtest du abstellen. Als hochsensibler Mensch fühlst du dich schneller schuldig als andere und hast ein starkes Verantwortungsbewusstsein für das Wohlbefinden anderer Menschen. Du hast das Gefühl, gegenüber deinen Arbeitskollegen, deinen Kindern oder deiner Freundin nicht einfach „Nein" sagen zu können. Du versetzt dich automatisch emotional in andere Menschen und es fällt dir schwer, dich abzugrenzen. Bist du sehr empathisch, kann es vorkommen, dass sich die Grenzen zwischen deinem Ich und dem des anderen vermischen.

Häufig kommt es außerdem vor, dass Energien von fremden Menschen in unser System dringen, die wir gar nicht als fremde Einwirkung verstehen, sondern als einen Teil von uns wahrnehmen. Dies kann auch passieren, wenn wir gar nicht direkt etwas mit einer Person zu tun haben, sondern uns lediglich im selben Raum mit ihr befinden. Doch Energien, die von einer anderen Person auf dich wirken und Emotionen und Gefühle in dir auslösen, gehören keineswegs zu dir. Solche Fremdenergien sind nicht ganz ungefährlich, da sie oft nicht als solche enttarnt werden. Sei deshalb besonders achtsam, wenn du negative Emotionen verspürst. Womöglich kommen diese gar nicht von dir selbst. Kannst du deine Gefühle nicht richtig zuordnen und sagt dir deine Intuition, dass sie sich fremd anfühlen, darfst du diese Fremdenergien einfach wieder zurück an den Sender schicken. Dafür musst du auch gar nicht wissen, woher sie genau kommen.

An dieser Stelle möchte ich dir das erste Tool zeigen, dass dir im Alltag helfen kann.

Für mich waren zwei Informationen weltbewegend:

1. Die erste Information, die ich von *Access Consciousness*[20] gelernt habe, ist, dass rund 90 % von dem was du denkst und spürst, gar nicht deins ist.
2. Die zweite Information ist: Alles was nicht deins ist, kannst du zurück an den Absender schicken.

Wende dieses Tool an, wenn fremde Energien auf dich einwirken und dich eine bestimmte Situation überfordert, du traurig oder wütend bist oder sogar physischen Schmerz verspürst. Da du viele Dinge unbewusst aufnimmst und Gefühle von deinen Mitmenschen übernimmst, ist es wichtig für dich, deine Selbstwahrnehmung zu stärken, dir darüber klarzuwerden, was du nur von deinem Gegenüber übernimmst. Es ist wichtig, dass du deine eigenen Grenzen erkennst und spüren lernst.

ENERGIE RITUAL

◊ Halte einen Moment inne. Nimm wahr, was du gerade in deinem physischen oder emotionalem Körper spürst und stelle dir folgende Fragen: „Gehören diese Gefühle wirklich zu mir?" oder „Wem gehört das?".

◊ Lausche auf die Antwort, um herauszufinden, was gerade in dir vorgeht. Antwortet dir deine Intuition mit einem „Nein", kannst du die unangenehmen Gefühle und Gedanken mit der

Kraft deiner Intention einfach an den Sender zurückschicken. Du musst nicht einmal wissen, wo sie herkommen. Im Normalfall verspürst du dann sofort eine Erleichterung.

Ich empfehle dir, diese Technik von nun an so oft wie möglich zu üben. So lernst du am besten, Klarheit zu erhalten, woher Emotionen oder Schmerz in deinem Körper kommt.

Ich habe zum Beispiel festgestellt, dass ich ganz oft unbewusst Energien aufnehme, wenn ich Energieheilung an Menschen oder Tiere mache. Eine besonders erinnerungswürdige Erfahrung habe ich gemacht, als sich einer unser Nymphensittiche, der gerade vor einigen Tagen frisch aus dem Ei geschlüpft war, scheinbar verletzt hatte. Er konnte nicht mehr gut fliegen und ich habe mit dem BodyCode von Dr. Bradley Nelson gearbeitet, um zu schauen, was da los war. Herauskam, dass der kleine Vogel eine Traumaenergie von Terror und einen verletzten Flügel hatte. Am nächsten Tag verspürte ich einen Schmerz in meinem rechten Rippenbogen, habe mir aber gedacht, dass ich mich beim Schlafen verlegen habe. Das wird schon wieder verschwinden, wenn ich mich bewege … als der Schmerz am Nachmittag sogar zunahm, befragte ich den BodyCode und entdeckte eine „trapped emotion“ von Terror, die ich vom Vogel aufgenommen hatte. Wenige Minuten, nachdem ich diese entfernt hatte, waren die Schmerzen wie weggeblasen.

Mir hilft diese Technik besonders, wenn ich auf Events und unter viele Menschen gehe, da ich dann regelmäßig mit schweren verspannten Schultern und Nackenschmerzen nach Hause fahre. Sobald ich im Auto auf dem Heimweg die Zeit damit verbringe, alles zurück zum Absender zu schicken, was nicht meins ist, sind die Schultern und der Nacken wieder entspannt, wenn ich zu Hause ankomme. Ich spreche meistens laut *„alle Energien, die nicht zu mir gehören und nicht in meinem höchsten Wohl sind, schicke ich jetzt zurück zum Absender*“. Ich glaube, es ist egal, welche Wortwahl du genau nimmst und ob du es nur denkst oder laut sprichst, finde einfach für dich heraus, was funktioniert und dir weiterhilft. Du erkennst es, wenn du dich danach leichter fühlst. Oft muss man auch gähnen, wenn sich Energie verändert.

Wenn andere Menschen leiden, ist es selbstverständlich schön, ihnen zu helfen und ihnen Leid zu ersparen. Doch manchmal ist es nicht der richtige Moment, vielleicht möchte der andere das auch gar nicht und vor allen Dingen: Du musst nicht immer helfen und anderen Menschen zur Seite stehen. Sei dir bewusst, warum du jemandem helfen möchtest und ob es dir wirklich um die andere

Person geht. Frage dich, inwiefern du an dem Problem des anderen Menschen Teil hast und wo dein Verantwortungsbereich liegt. Denke auch darüber nach, welchen Anteil dein Gegenüber selbst an dem Problem hat und was in den Verantwortungsbereich dieser Person fällt. Wenn du möchtest, kannst du deine Unterstützung und Hilfe anbieten. Doch erkenne, wo deine Grenzen sind. Oft wünscht sich der andere auch keine Hilfe, sondern nur Empathie. Erkenne, wo der Bereich deiner Verantwortung endet – du darfst an dieser Stelle loslassen. Du darfst Grenzen setzen, ohne ein schlechtes Gewissen zu haben.

Ein Experte auf dem Gebiet der Empathie, Dave Markowitz, lehrt, dass die unbewusste Verantwortung für andere oftmals der Grund dafür ist, dass Empathen die Energie anderer aufnehmen und unbewusst heilen möchten. Aber niemand kann jemand anders heilen, ein Mensch kann immer nur sich selbst heilen. Jeder Mensch kommt mit einer Seelenmission auf diese Erde und alles, was er fühlt und denkt, braucht er für seine Entwicklung und das, was er hier lernen möchte. Wir tun weder dem anderen Menschen noch uns selbst einen Gefallen, wenn wir – wenn auch unbeabsichtigt und unbewusst – Energien von ihm aufnehmen und für ihn tragen. Es ist also völlig okay, wieder alles zurück zum Absender zu schicken, was nicht dir gehört.[21]

Da du deine Umwelt intensiver wahrnimmst, fühlst du dich leichter erschöpft und empfindest dich vielleicht selbst als weniger belastbar. Hochsensible Menschen bekommen das oft von ihren Eltern, Freunden und anderen Mitmenschen bereits schon in ihrer Kindheit mitgegeben. Vielleicht hat man dir des Öfteren gesagt, dass du doch nicht so empfindlich sein sollst oder du hast sogar zu hören bekommen, du seist nicht einfach?

Im Laufe des Lebens entwickelt man Glaubenssätze, die auf den Zuschreibungen anderer Personen basieren, sodass man sich vielleicht selbst für wenig belastbar hält und das Gefühl hat, es anderen oftmals nicht recht machen zu können. Um andere zufrieden zu stellen, tun hochsensible Menschen dann oftmals Dinge, für die sie eigentlich keine Kraft haben, nehmen Einladungen zu großen Firmenveranstaltungen an, gehen mit zum Stadtfest oder setzen sich mit anderem energieraubenden Trubel auseinander und überschreiten dabei ihre eigenen Grenzen. Es entsteht ein innerer Konflikt. Denn eigentlich möchtest du dir nicht selbst schaden, unterdrückst jedoch dieses Bedürfnis, da du ein schlechtes Gewissen hast. Du bist unsicher, ob du deiner inneren Stimme wirklich vertrauen kannst, wenn sie „Jetzt reicht es!“ sagt.

Sei dir bitte bewusst, dasss die Schwelle zur Reizüberflutung bei dir niedriger ist als bei nicht-hochsensiblen

Menschen, da du durch deine Hochsensibilität viel mehr Details aufnimmst als andere. Die Folge sind Stresssymptome, die sich durch den Drang, dich zurückziehen zu wollen, schlechte Laune, Kopfschmerzen oder Schlafstörungen und andere Symptome bemerkbar machen. Sehen wir die Dinge einmal so wie sie sind: Du fühlst dich schlecht, wenn du es immer nur anderen recht machen möchtest. Deine Empathie gegenüber deinen Mitmenschen kann auf dich regelrecht zerstörerisch wirken. Und hier ist mein Appell an dich: Übernehme Verantwortung für das, was in *deinem* Leben geschieht. Erkenne deinen Selbstwert. Setze klare Grenzen und stelle deine eigenen Gefühle nicht unter die der anderen, sondern stelle sie auch einmal in den Vordergrund. Es geht schließlich um dein Wohlbefinden. Kenne deine eigenen Bedürfnisse und berücksichtige sie. Dass es anderen gut geht, liegt nicht immer in deiner Verantwortung. Du darfst auch „Nein" sagen. Du hast ein gutes Recht darauf, emotional autonom zu sein. Ich bin gelegentlich an Grenzen gestossen, wenn ich für eine Freundin da sein wollte und ihr unendlich lange zugehört habe, wenn sie über ihre Probleme geredet hat. Bis zu einem Punkt, wo ich es nicht mehr ausgehalten habe, es war einfach zu viel für mich, ihr jeden Tag soviel meiner Zuhör-Zeit zu schenken. An diesem Punkt angekommen, musste ich Grenzen setzen und es fiel mir extrem schwer, dies der anderen Person zu kommunizieren ohne ihre Gefühle zu verletzen. Es hätte aber so nicht weitergehen können, da ich mich von Gespräch zu Gespräch schlechter danach fühlte. Durch meine Hochsensiblität und Empathie habe ich damit nicht mehr umgehen können, weil ich bisher nicht gelernt hatte, mich abzugrenzen.

Damit du dich zukünftig nicht mehr in Stresssituationen wiederfindest, in die du dich begeben hast, weil du es jemandem anderen recht machen wolltest, ist es wichtig, dass du lernst, Eigenverantwortung zu übernehmen. Für dein eigenes Wohlbefinden ist es essentiell, dich von den Problemen anderer Menschen abzugrenzen und dass du erkennst, dass es vollkommen in Ordnung ist, auch einmal Verantwortung abzugeben. Es wird dir leichter fallen Grenzen zu setzen, wenn du dich und deine Bedürfnisse selbst achtest.

Teil 2

Verstehe deine Hochsensibilität als Geschenk und nicht als Last

Kapitel 5

Was dich als hochsensible Empathin besonders macht – Entfalte dein Potenzial!

Deine Hochsensibilität gehört zu dir, sie ist ein Teil von dir. Auch wenn sie dich womöglich bereits vor einige Herausforderungen gestellt hat und dir so manche unangenehmen Gefühle bereitet oder dich sogar krank gemacht hat, solltest du sie nicht als ein Problem verstehen. Denn deine Hochsensibilität ist eine besondere Fähigkeit. Sie ist als eine Hochbegabung deiner Sinne zu verstehen, die dir, deinen Mitmenschen und deiner Umwelt zugute kommen kann, wenn du lernst, mit deiner Gabe umzugehen. Versuche nicht, deine Empfindungen zu unterdrücken. Womöglich befindest du dich noch in einer Stufe deiner Entwicklung, in der dich diese intensiven Gefühle eher belasten. Aufgrund deiner intensiveren Wahrnehmung nimmst du alle Gefühle stärker wahr. Negative wie Wut und Angst, aber auch schöne Emotionen wie Freude und Liebe. Doch dieser Zustand der unkontrollierten Einflussnahme von Gefühlen und Emotionen auf dein System soll nicht immer fortwähren.

Es gibt unterschiedliche Wege, die dir dabei helfen, dich in Situationen zu schützen, die dir durch dein intensives Erleben überwältigende Gefühle bereiten. Wie du deine Wahrnehmung filtern und deine Grenzen wahren kannst sowie andere konkrete Techniken zeige ich dir in Teil 3 dieses Buches. Ich möchte dir mit diesen Tools keineswegs nahelegen, dich von deiner Hochsensibilität zu befreien. Deine Empathie ist eine wertvolle Begabung, die du nicht versuchen solltest, aus deinem Leben auszuschließen, sondern in dein Leben zu integrieren. Durch deine Hochsensibilität genießt du einige tolle Vorteile (die selbstverständlich wie die Ausprägung und Intensität der eigenen Hochsensibilität von Mensch zu Mensch variieren können):

- Deine Empathie und deine Intuition sind sehr ausgeprägt,
- du verfügst über eine gesteigerte Beobachtungsfähigkeit,
- du nimmst Sinneseindrücke wie Geräusche und Bilder intensiv wahr,

- du bist besonders kreativ, sehr gewissenhaft und zuverlässig,
- du vertrittst Werte wie Ehrlichkeit, Gerechtigkeit und Loyalität,
- du bist hilfsbereit,
- Harmonie ist dir wichtig,
- du kannst sehr gut zuhören,
- du verfügst über eine Wahrnehmung, die durch deine Hellsinne erweitert ist und
- hast einen starken Zugang zu deinem Innenleben und reflektierst dich selbst.
- Durch deine Empathie fühlst du intensiver und kannst liebevoller mit dir selbst und deiner Umwelt umgehen.

Das alles sind geniale Fähigkeiten, denen du dir ruhig bewusst sein darfst. Deine Hochsensibilität ist deine Stärke – und zwar mit all den Eigenschaften, die mit ihr kommen. Entfalte dein hochsensibles Potenzial und fördere deine wunderbaren Fähigkeiten!

Vielleicht bist du bereits seit längerer Zeit auf der Suche nach deinem eigenen Weg. Deine Hochsensibilität könnte dein Wegweiser sein. Du kannst mit deiner Hochsensibilität ein zufriedenes und glückliches Leben führen, indem du dich auf das wunderbare Abenteuer einlässt, deine Möglichkeiten zu erforschen. In dir steckt ein vielleicht noch unbewusstes Potenzial, deine Hochsensibilität gewinnbringend und sinnstiftend für dich und andere einzusetzen, privat sowie beruflich. In unserer überwiegend rationalen Welt und unserem Alltag, in dem es häufig um Effizienz und Erfolg geht, kann es so wohltuend sein, seinen persönlichen Sinn zu finden. Du hast die Macht, dein Leben selbst zu gestalten und deine Hochsensibilität neu zu bewerten, anstatt sie einfach nur passiv zu erdulden oder gar wegen ihr zu leiden. Du bist die Architektin deines Lebens und stehst vor grenzenlosen Möglichkeiten – du musst sie nur nutzen. Fange an, dein Leben, wo immer du direkten Einfluss nehmen kannst, nach deinen wahren Bedürfnissen zu gestalten. Schaffe dir ein Umfeld, das es dir erlaubt, dich wohlzufühlen, mit Menschen, die dich unterstützen und einem Beruf, der zu dir passt. Wenn dein bisheriges Leben dir wenig Raum gibt, dich durch und durch wohlzufühlen, ist es jetzt an der Zeit umzudenken und andere Wege zu gehen, dich neu zu orientieren. Du kannst lernen, mit deiner Hochsensibilität umzugehen und lernen, dich vor überwältigenden Gefühlen und Emotionen zu schützen. Du kannst aber auch noch weiter gehen und in deinem empathischen Sein eine individuelle Bedeutung finden, ja vielleicht sogar deinen Lebenssinn und deine Lebensaufgabe. Die Erde und die Menschen brauchen Menschen wie dich, um einen Wandel vollziehen zu können, um Heilung zu erlangen und mehr Verbundenheit, Mitgefühl, Freundlichkeit und Liebe zu erfahren.

Ich möchte dir ein paar Fragen stellen. Lebst du das Leben, das du dir wirklich wünscht? Stimmt dein Herz dem, was du tust, zu? Oder gibt es hier – wenn du ganz genau hinhörst – einen Widerstand? Nur die wenigsten Menschen können auf diese Fragen antworten, dass sie das Leben führen, das sie sich von Herzen wünschen, dass sie wahrhaftig leben und dass ihre Gedanken, Gefühle und Taten im Einklang sind. Mahatma Gandhi sagte: *„Glück ist, wenn das was du denkst, du sagst und tust, in Harmonie ist"*.

Viele hochsensible Menschen haben im Laufe der Zeit gelernt, ihre Gedanken und Gefühle vor den anderen zu verstecken, da sie diese für eine Schwäche halten. Doch solch ein Verhalten und Auftreten entsprechen nicht deinem wahren Selbst, sie widersprechen ihm. Hochsensible unterdrücken oftmals ihre eigene Persönlichkeit und führen ihr Leben nicht nach ihren Vorstellungen und Vorlieben. Das liegt daran, dass sie nicht auf ihre Intuition hören, sondern sich so verhalten, dass die Erwartungen anderer Menschen erfüllt werden. Entwickelst du Vertrauen in deine eigene Intuition, wirst du wahre Wunder vollbringen können. Denn deine Intuition – dein siebter Sinn – ermöglicht es dir, eine Situation zu erfassen, ohne zuerst über sie nachgedacht und bestimmte Daten verarbeitet zu haben. Man weiß eben viel mehr, als man denkt. Besonders Hochsensible haben Zugang zu viel mehr Informationen in Ihrem Umfeld. Deine Intuition ist wie ein GPS und kann dir helfen, dich viel besser auf deinem Lebensweg zu navigieren. Viele Empathen und Hochsensible finden Erfüllung in sozialen Berufen, stoßen jedoch hier langfristig an Grenzen, wenn sie nicht lernen, mit Energien umzugehen. Es gibt viele Menschen, die sagen, energetischer Schutz sei Unsinn, aber jahrtausend alte Lehren von Schamanen, Medizinmännern, Heilern und fernöstliche überlieferte Lehren sagen das Gegenteil. Nach meinen eigenen *Trial and Error* Erfahrungen im Bereich der Energie, schließe ich mich der Tradition an. Ich habe Dinge gesehen, gelernt und gefühlt, die mir gezeigt haben, wie wichtig es ist, Energie Hygiene zu praktizieren. Ich möchte dir an dieser Stelle keine Angst machen, aber es gibt wirklich mehr als wir sehen oder sehen wollen auf dieser Welt. Alberto Villoldo, ein weltberühmter Schamane hat in einem Interview bei der *HayHouse Heal Summit* gesagt, dass er die Erfahrung gemacht hat, dass 70 % der Menschen, die zu ihm kamen für eine Heilung, physische Symptome hatten aufgrund von verstorbenen Ahnen-Spirits, die sich an sie geheftet hatten. Auch in meiner eigenen Energie-Praxis bin ich schon dem ein oder anderen Wesen (Entity, Spirit, Saboteur oder Fluch) begegnet. Allerdings habe ich auch schon wundersame Erfahrungen mit Engeln gemacht, die einem jede Angst schnell nehmen können. An dieser Stelle möchte ich erwähnen, dass ich religionslos aufgewachsen bin und mich erst öffnen musste für die spirituelle Welt und den Glauben an Gott oder ein höheres Bewusstsein. Ich habe vielzählige Bücher über Quantenphysik gelesen, die mich überzeugt haben, dass wir in einem lebendigem Universum leben. Falls du also auch eher skeptisch bist, lass dich vom Leben und deinen eigenen Erfahrungen lehren, was für dich wahr ist und was nicht.

Deine Intuition ist in jedem Fall so etwas wie deine Superkraft als hochsensibler Mensch – egal was du tust. Sie wird dich stets in die richtige Richtung lenken und dich zu dem Leben führen, das du dir aus tiefsten Herzen wünscht. Es ist tatsächlich wichtig, mutig genug zu sein, sich seinen Mitmenschen gegenüber authentisch zu zeigen, mit all deinen Eigenschaften und dem vollen Ausmaß deiner Hochsensibilität. Vielleicht wird es nicht überall gleich gut angenommen, oder es wird dir erzählt, das sei Quatsch. Lass dich davon nicht ins Boxhorn jagen. Wenn du dich deinen Mitmenschen zeigst, wie du bist, wirst du keineswegs schwach wirken, sondern stark und selbstbewusst. Hörst du auf dich und nicht auf andere, wird dir deine Hochsensibilität dabei helfen, dich selbstbewusst zu entfalten. Deine Intuition ist als hochsensibler

Mensch bereits sehr ausgeprägt, jedoch kannst du sie wie einen Muskel trainieren, so dass du der inneren Stimme in Zukunft noch mehr vertraust.

Wie du siehst, besitzt du über eine Vielzahl an Anlagen bzw. Superkräften, während viele andere Menschen wissen, wo ihre Fähigkeiten an Grenzen stoßen. Nutzt du deine Superkräfte und verbindest sie mit Kreativität, werden ganz tolle Dinge entstehen, denn wo deine Fähigkeiten sind, sind auch deine Aufgaben im Leben. Ich glaube gern daran, dass jeder von uns hier ist aus einem bestimmten Grund, sonst erscheint alles so sinnlos, oder?

Eine stark ausgeprägte Empathie und Intuition sind schon extrem hilfreich, um das Leben zu navigieren. Wie du sogar noch mehr Superkräfte in dir entdecken kannst, erfährt du im nächsten Kapitel.

Kapitel 6

Wie Hochsensibilität und Medialität zusammenhängen

Hochsensibilität und Medialität sind oftmals eng miteinander verknüpft. Ihre Ausprägungen sind von Mensch zu Mensch unterschiedlich. Medial veranlagte Menschen verfügen über sehr feine Sinne, mit welchen sie mehr wahrnehmen können als die meisten anderen Menschen. Doch deswegen ist Medialität nicht automatisch mit Hochsensibilität gleichzusetzen. Es gibt feine Unterschiede. Bist du hochsensibel, sind deine Sinne so stark ausgeprägt, dass du deine direkte Umwelt viel intensiver wahrnimmst als Menschen, die über Filter verfügen und nicht alle Sinneseindrücke in sich aufnehmen. Die Eindrücke hochsensibler Menschen können überfordernd und überreizend wirken. Die Wahrnehmungen sind jedoch überwiegend auf irdische Energiefelder beschränkt. Hochsensible Menschen sind oftmals auch sehr empathisch, sodass sie die Gefühle anderer Menschen oder auch Tiere am eigenen Körper spüren und sich sehr gut in andere einfühlen können. Dadurch haben Hochsensible häufig Verständnis für alles und jeden. Auch diese Wahrnehmungen sind überwiegend den irdischen Energiefeldern zuzuordnen. Wer hochsensibel ist, kann auch medial veranlagt sein, muss aber nicht. Umgekehrt ist es genauso. Medial veranlagte Menschen nehmen nicht nur irdische Sinneswahrnehmungen wahr, sondern empfangen auch Sinneseindrücke, die dem feinstofflichen Bereich, also der geistigen Welt zuzuordnen sind, sodass hier eine Kommunikation entsteht. Es gibt auch medial veranlagte Menschen, die Energien jenseits von Raum und Zeit empfangen können. Nicht immer können sie eindeutig zuordnen, ob ihre Wahrnehmung aus der Vergangenheit, Gegenwart oder Zukunft kommt, ob sie die Erde oder gar einen anderen Planeten betreffen. (In einer Thetahealing-Sitzung war ich mit einer Klientin tatsächlich einmal auf einem anderen Planeten – zur Überraschung von uns beiden.) Die Wahrnehmungen sind nicht nur menschlichen Energiefeldern, sondern auch tierischen und pflanzlichen zuzuordnen. Auch von feinstofflichen Wesen können Energien empfangen werden, beispielsweise von Verstorbenen. Wie die mediale Wahrnehmung genau ausgeprägt ist, ist individuell unterschiedlich. Manche können spezielle Energiefelder wahrnehmen, andere wiederum haben Zugang zu Engeln, Verstorbenen oder anderen geistigen Wesen, indem sie sich fürs Channeln öffnen. Mediale Wahrnehmungen sind sehr vielfältig und stehen in engem Zusammenhang zur speziellen Lebensaufgabe der Person. Verfügst du über eine mediale Wahrnehmung, dann hast du eine Gabe, die ausgedrückt und entfaltet werden möchte. So wie jeder Mensch eine einzigartige Bestimmung auf der Welt hat, haben auch mediale Menschen die Aufgabe, ihrem Seelenweg zu folgen.[22]

Jeder Mensch verfügt über ein spirituelles Potenzial, denn wir alle sind schöpferische göttliche Wesen mit einer Seele und grenzenlosen Möglichkeiten. Vielleicht drückt sich deine stark ausgeprägte Empathie in Medialität aus und du kannst über deine Hellsinne Eindrücke empfangen, die du mit deinen gewöhnlichen Sinnesorganen nicht wahrnimmst, wie zum Beispiel Energien, Schwingungen und geistige Wesen aus der feinstofflichen Welt. Wenn du medial bist, muss das gar nicht bedeuten, dass es etwas Verrücktes und Esoterisches ist. Medialität kann man auch sehr bodenständig erleben und leben. Bist du medial veranlagt, dann liegen die Hintergründe hierfür in deinem Bewusstsein. Je bewusster jemand ist, desto mehr kann die Person wahrnehmen. Es kann auch sein, dass Menschen erst nach Jahren hochsensibel werden, da sie bewusster werden. Man könnte aber auch sagen, dass ihre Hochsensibilität reaktiviert wird. Denn wenn wir auf die Welt kommen, sind wir noch an das Universelle und an die Quelle angebunden, von der wir alle kommen. Durch Konditionierung und Erfahrungen, (oft unbewusste) einschränkende Glaubenssätze, die uns durch unser ganzes Leben begleiten und uns unter anderem vermitteln, dass Hochsensibilität in unserer Gesellschaft nicht akzeptiert ist, durch unser Ego und womöglich auch ein wenig Karma, verlieren wir im Laufe unserer Entwicklung diese Anbindung. Ob man sich nun auf die Dinge konzentriert, die uns die Sicht auf unser göttliches Wesen versperren oder ob wir uns dem wundervollen Geschenk bewusst sind, das wir in dieses Leben mitbringen, ist mehr oder weniger eine bewusste Entscheidung.[23]

Das Potenzial, medial oder hochsensibel zu sein, sowie die Anlage für alle Hellsinne, trägt theoretisch jeder in sich. Deshalb kann man sagen, dass Hochsensibilität nicht immer angeboren ist, wie die Wissenschaftlerin Elaine N. Aron es behauptet.[24] Bei hochsensiblen Menschen ist die Ausprägung der Hellsinne sehr ausgeprägt, weshalb du körperlich Gefühle und Emotionen wahrnehmen kannst, die von einem anderen Menschen oder Tier oder aus der feinstofflichen Welt kommen. Dabei ist nicht immer eindeutig, ob es sich um mediale oder hochsensitive empathische Wahrnehmungen handelt. Hast du erkannt, dass du hochsensibel und vielleicht sogar medial veranlagt bist und weißt, was in dir vorgeht, kannst du diese Erkenntnis als eine Einladung verstehen, deine feine Wahrnehmung zu trainieren, dein Bewusstsein zu erweitern und den Aufgaben deiner Seele zu folgen. Selbstverständlich kannst du dich auch bemühen, deine Wahrnehmung und dein Bewusstsein an das der meisten anderen Menschen und der Norm anzupassen – das bleibt dir überlassen. Doch lass dir gesagt sein, dass du deine Seele immer wieder rufen hören wirst. Denn sie will, dass dein Bewusstsein weiter wächst. Wenn du aber bereit bist, deine Hochsensibilität und deine weit geöffneten Sinne als einen Teil von dir zu verstehen und in deinem Bewusstsein zu wachsen, dein hochsensibles Sein zu leben und in dein Leben zu integrieren, dann lass Veränderung zu. Höre auf deine intuitive Kraft, geh ihr nach und du wirst deinen Weg finden. Du wirst sehen, dass du nicht mehr unkontrolliert von all den Eindrücken und Wahrnehmungen überrollt wirst, die du kaum verarbeiten kannst und dich in Erschöpfungszustände führen. Du wirst die Macht zurückerhalten, selbst bestimmen zu können, wie du deine Umwelt wahrnimmst und verarbeitest. Denn du allein bist die Schöpferin deiner Wahrnehmungen und deines Lebens und kannst allein entscheiden, wie du mit deinen Eindrücken umgehst. Selbstverständlich wird es auch in Zukunft immer wieder Situationen geben, die du einfach so annehmen musst, wie sie sind. Doch du allein kannst entscheiden, wie du wieder in deine Balance kommst. Wenn du die Zügel deines Lebens in deinen Händen trägst und deine Fähigkeiten in die Welt mit einbringst, wirst du deinem Leben einen ganz besonderen Sinn geben. Achte darauf, welche spirituellen Methoden dir über den Weg laufen, sei es Yoga, Meditiation, Thetahealing oder Access Consciousness – meistens führen alle Wege nach Rom ☺. Schau einfach, zu welchen Lehren oder Büchern du dich hingezogen fühlst. Oft folgen wir Brotkrümeln, die uns den Weg zu weisen scheinen. Ein Schritt führt zum nächsten – passend zum Thema, was gerade „dran" ist in deinem Leben.

Kapitel 7

Hochsensibilität im Berufsleben

Durch deine verstärkte Wahrnehmung über deine Sinne ist es wichtig, dass du dir dein Leben sowohl privat als auch beruflich entsprechend einrichtest, um nicht unter Reizüberflutung zu leiden. Je früher du dein hochsensibles Sein erkennst, desto früher kannst du auch handeln, um optimale Arbeitsbedingungen zu schaffen, beispielsweise durch Selbstverantwortung, Sinnstiftung, einer angenehmen Unternehmenskultur und netten Kollegen. Diese Kriterien haben für Hochsensible oftmals eine viel wichtigere Bedeutung als die ausgeführte Tätigkeit an sich. Unterstützt dich die Arbeitsatmosphäre bei deinen Aufgaben, kannst du dein hochsensibles Potenzial voll ausschöpfen und sogar überdurchschnittliche Leistung erbringen. Gerade im Berufsleben ist es wichtig, dass deine individuellen Bedürfnisse und Kompetenzen Beachtung finden. Sei dir bewusst: Deine Persönlichkeitsmerkmale als hochsensibler Mensch sind ein großer Gewinn im Berufsleben. Sowohl in angestellter als auch in selbstständiger Tätigkeit. Es gibt viele Hochsensible, die von einem Angestelltenverhältnis in die Selbstständigkeit wechseln, freiberuflich arbeiten, Unternehmer oder Unternehmensgründer sind, da sie so ihr Potenzial voll leben und ihre Interessen und Begabungen einbringen können. Aber auch wenn du für ein Unternehmen arbeitest, kannst du dich beruflich entfalten, wenn die Rahmenbedingungen stimmen.

Ist die Atmosphäre im Job eher destruktiv, sind zu viele Reize im Umfeld, die Arbeitstage zu lang, die Deadlines zu kurz, herrscht ein ständiger Konkurrenzkampf zwischen den Arbeitskollegen, ist die Stimmung häufig schlecht und liegen unklare Jobaussichten vor, kannst du durch deine Feinfühligkeit mit solch einer Situation schlechter umgehen als nicht-hochsensible Menschen. Solche Situationen erzeugen starken Stress, der auf Dauer zu physischen und seelischen Problemen führen kann. Es ist nicht leicht in einer Umwelt zu leben, die nicht für deine Sinnesausprägungen geschaffen ist und Sinneseindrücke ungefiltert auf dich einprasseln, die du nur schwer verarbeiten und bewältigen kannst. Durch deine verstärkte Wahrnehmung hast du Bedürfnisse, die vielleicht nicht immer für jeden nachvollziehbar sind und womöglich hier und da aus der Norm fallen. Zu viele Reize können dich so stark überwältigen, dass du dich zurückziehen musst und einen Moment der Stille brauchst. Leider ist das im Berufsalltag nicht immer möglich. Großraumbüros sind Gift für dich.

Vielleicht siehst du deine Empfindsamkeit wie viele andere Hochsensible deshalb auch als Last, wenn du den Erwartungen deiner Arbeitskollegen oder deines Arbeitgebers nicht gerecht werden kannst. Verständlich, wenn du dich dann in einem Zwiespalt befindest und nicht weißt, ob du trotz Unwohlbefinden und entgegen deiner Natur das tun sollst, was die anderen von dir erwarten oder auf deine innere Stimme, deine Intuition, hören sollst. Hochsensible Menschen werden häufig nicht ausreichend wertgeschätzt für das, was sie sind. Oftmals wird schlichtweg nicht erkannt, was sie durch ihre Eigenschaften beisteuern können. Doch eins ist gewiss: Wenn du dich ständig nur an die anderen anpasst, dich zurückhältst und versteckst, wird das zu nichts Gutem führen. Sorge deshalb für dich selbst und erschaffe dir eine Umgebung, die dir guttut. So wirst du mit deinen außergewöhnlichen Fähigkeiten glücklich leben können, eine erfolgreiche Karriere führen und deine Hochsensibilität sogar im Beruf einsetzen können. Wenn du erst einmal das enorme Potenzial erkannt hast, das in dir und deinem hochsensiblen Sein schlummert, kannst du beruflich von deiner Hochsensibilität profitieren und deine Begabung gezielt einsetzen. Dadurch bekommst du mehr Energie und erlebst weniger Erschöpfung durch Stress und Druck. Dein Leben wird sich leichter und unbeschwerter anfühlen.

Um dein hochsensibles Potenzial auch beruflich entfalten zu können, ist es wichtig, dass du mit deiner Hochsensibilität umzugehen lernst. Deine Hochsensibilität ist dein wichtigstes Werkzeug, das du beherrschen solltest. Denn je besser du dein Werkzeug beherrscht, desto besser werden die Ergebnisse deiner Arbeit sein. Den Schlüssel für deinen Erfolg findest du im Umgang mit deinen Sinnen. Vielleicht versuchst du derzeit noch, vieles gleichzeitig zu machen, kannst dich wenig fokussieren und reagierst schnell überreizt. Doch kannst du erst einmal richtig mit deiner Feinfühligkeit umgehen und deine Wahrnehmung besser steuern, gibst du Reizüberflutungen weniger Spielraum, dich einzuschränken. Hochsensible Menschen riskieren am Arbeitsplatz häufig, Reizüberflutungen zu missachten. Du musst wirklich darauf achten, dass deine Leistungsbereitschaft, dein Verantwortungsbewusstsein und deine feine Wahrnehmung zwischenmenschlicher Spannungen deine Sinne nicht überreizen.[25]

Damit du dein Potenzial im Unternehmen entfalten kannst, ist selbstverständlich ein Umfeld wichtig, das es dir ermöglicht, aufzublühen. Die besten Voraussetzungen hierfür sind, wenn du selbstständig arbeiten kannst und flache Hierarchien herrschen, sodass du Bewegungsfreiheit genießen und frei denken kannst. Wenn möglich, vermeide Großraumbüros und Shared Offices, da du in solchen Büros ständig etwas von deinen Kollegen und ihrer Telefongespräche mitbekommst und dadurch abgelenkt bist. Kannst du ein Großraumbüro jedoch nicht umgehen, suche dir dort einen ruhigeren Platz, vielleicht in einer Ecke des Büros, wo du etwas weniger von dem Trubel mitbekommst. Wenn du am Computer arbeitest, verwende auch mal Ohrenstöpsel oder Kopfhörer. Lärm ist eine dauerhafte Stressbelastung für dich. Suche bestenfalls ein Gespräch mit deinem Arbeitgeber und erkläre ihm, dass die Arbeitsatmosphäre nicht förderlich für dich ist und du an einem ruhigeren Platz im Büro dein Potenzial besser ausschöpfen kannst. Dafür sollte er Verständnis zeigen, sonst hast du den falschen Arbeitgeber. Wenn Arbeitgeber verstehen, welche ungeheuren Potenziale hochsensible Menschen in ihr Unternehmen mitbringen und ihnen ein geeignetes Arbeitsumfeld bieten können, ist dies auch für das Wachstum der Firma förderlich. Andersartigkeit ist nicht als Nachteil zu sehen, sondern kann ein enormer Zugewinn sein, der es ermöglicht, Außergewöhnliches zu schaffen. Du verfügst über Stärken, die ein Projekt erfolgreich machen. Deine Empathie und dein Mitgefühl erschaffen eine angenehmere

Arbeitsatmosphäre als Disziplin und Zeitdruck. Da deine Wahrnehmungsfähigkeit gesteigert ist, kannst du Dinge klarer und oft auch anders sehen. Um ein Problem zu lösen, betrachtest du dieses unter vielen verschiedenen Gesichtspunkten und wägst bedacht und gründlich ab, bevor du eine Entscheidung triffst. An komplexe Zusammenhänge tastest du dich leichter heran, weil du sie besser verstehst und bewerten kannst. So gelingt es dir oftmals komplizierte Sachverhalte schneller zu erfassen und besser zu planen als nicht-hochsensible Mitarbeiter und findest innovative Lösungen. Als hochsensibler Mensch besitzt du ein Gespür für Menschen und Stimmungen, kannst Gefahren wittern. Deine empathischen Fähigkeiten ermöglichen es dir, das Verhalten anderer Menschen vorherzusagen, zu verstehen, wie sie arbeiten und zu wissen, wie man am besten mit ihnen umgehen oder zusammenarbeiten kann. Du hast auch ein Gespür dafür, wenn Geschäftspartner oder Kollegen lügen, erkennst Ungerechtigkeit und spürst dank deiner Intuition Unstimmigkeiten. Kluge, vorausschauende und empfindsame Mitarbeiter bereiten Unternehmen einen entscheidenden Wettbewerbsvorteil. Um das Potenzial ihrer hochsensiblen Mitarbeiter ausschöpfen zu können, müssen sie lediglich ein Umfeld mit Rahmenbedingungen schaffen, in dem Hochsensible aufblühen und ihre Kreativität entfalten können, indem sie frei sein, Visionen ausprobieren und die Gedankengänge flexibel sein können. Dies bedeutet, dass Wertschätzung, Toleranz, offene Kommunikation und flache Hierarchien in die Unternehmensstrukturen integriert werden müssen.[26]

Vielleicht fragst du dich jetzt, wie du einen Job finden sollst, der dir all das bietet. Gerade in unserer Leistungsgesellschaft ist es nicht gerade leicht, seinen Arbeitsplatz voll und ganz nach seinen Bedürfnissen zu gestalten, da oftmals starker Leistungsdruck herrscht, Überstunden als normal gelten und Ängste vor Jobverlust kursieren. Wichtig ist, dass du eine innere Haltung entwickelst und dafür einstehst, dass du nur für einen Arbeitgeber arbeiten möchtest, der für hochsensible Menschen offen ist und dir ein Arbeitsumfeld bieten kann, in dem du dich wohlfühlen kannst. Alles andere würde dir schaden und dich langfristig nicht glücklich machen. Erkenne deinen Wert und verinnerliche, dass du garantiert nicht für eine Firma arbeiten wirst, die deine Hochsensibilität nicht zu schätzen weiß. Und falls dich dein aktueller Job nicht glücklich macht und er es dir nicht ermöglicht, dein volles Potenzial zu entfalten und dein Arbeitgeber nur auf Leistung aus ist, solltest du dich deiner Grenzen bewusst machen. Wie weit möchtest du gehen, wie weit darf dein Beruf dein persönliches Glück und deine Gesundheit einschränken? Möchtest du weiterhin die Erwartungen anderer Menschen erfüllen und dein Wohlbefinden hinten anstellen? Vielleicht ist nun der Zeitpunkt gekommen, gesunde Grenzen zu setzen, dein Selbstbewusstsein zu stärken und dich um dich selbst zu kümmern. Hochsensible Menschen finden häufig in künstlerischen oder sozialen Bereichen wie zum Beispiel in Heilberufen oder als Coach tolle Möglichkeiten, ihr Potenzial zu entfalten. Durch ihre besonderen Fähigkeiten und ihr großes Verantwortungsbewusstsein gehen viele hochsensible Menschen auch in Führungspositionen auf. Da ich deine einzigartigen Fähigkeiten und deine Situation aber nicht kenne, kann ich dir nicht sagen, wie es um deine persönliche Berufung steht.

Ich habe für mich beispielweise herausgefunden, dass ich voll aufblühe, wenn ich selbständig frei entscheiden und frei kreativ tätig sein kann, wenn ich keinen Leistungsdruck habe mit Deadlines und wenn ich in einer schönen Umgebung mit viel Ruhe arbeiten kann. Ich kann mich viel besser konzentieren als in einem Co-Working Space, der zwar soziale Interaktion bringen würde aber auch Stress im Auto auf dem Arbeitsweg und ein lautes Arbeitsumfeld, bei dem ich mich abgelenkt und schnell gestresst fühle. In diesem Sinne habe ich passend zu meinen sensiblen Bedürfnissen Prioriäten gesetzt, wie, wann und wo ich arbeiten möchte. Welcher Beruf oder Arbeitsplatz der ideale für dich ist und ob du in einem Angestelltenverhältnis oder doch in selbstständiger Arbeit glücklich wirst, wird dir deine Intuition verraten.

Bist du hochsensibel und zugleich medial veranlagt, sodass du durch deine Hellsinne Symptome und Emotionen anderer Menschen oder Energien aus der feinstofflichen Welt wahrnehmen kannst, kannst du – wenn du dies möchtest und den Mut dazu hast – durch verschiedene Übungen und Meditationen dich mit deinem höheren Selbst verbinden und deine persönlich am stärksten ausgeprägten medialen Sinne trainieren. Ich lerne viel durch Online-Kurse, empfehle aber das Trainieren in der Gruppe und in Workshops, weil es viel mehr Spass macht. Es ist wie ein spirituelles Fitness-Studio, zu dem du regelmäßig gehen kannst. (Komm auch gern in meine Facebookgruppe, in der ich regelmäßig Impulse gebe.) Du kannst dir so deine Hellsinne stärker vertraut machen und entfalten, damit du sie sowohl im privaten sowie beruflichen Alltag einsetzen, dich persönlich und andere Menschen bereichern kannst und dir deine mediale Veranlagung Freude und gute Energie gibt.

Das Potenzial deiner Hellfühligkeit kann sich besonders gut in unterstützenden und beratenden Berufen entfalten, zum Beispiel als Mentaltrainerin, Coach oder Heilerin. In der heutigen Zeit ist es sehr einfach, sich als Coach selbständig zu machen, wenn du das passende Expertenwissen in einem Lebensthema hast, welches Menschen helfen könnte. Ich sehe in meinem Unternehmensumfeld viele Frauen, die so sehr erfolgreich geworden sind. Es braucht immer nur eine Portion Mut und ein bisschen Finanzpolster für den Unternehmensstart.

Wenn du den Umgang mit deiner Hochsensibilität und deiner Hellfühligkeit erlernt hast, wirst du feststellen, dass die Schwingungen aus deiner Umwelt nicht nur Einfluss auf dich nehmen können, sondern du auch Einfluss auf andere Menschen, Tiere und sogar Dinge nehmen kannst. Du wirst beginnen, deine empathischen Fähigkeiten tatsächlich als Gabe zu verstehen, denn du kannst anderen Menschen dabei helfen, zu heilen, wenn du deine empathischen Fähigkeiten ausbaust und du zu spüren lernst, welche Wunden, Blockaden oder andere Ursachen von Krankheit und Leiden die andere Person hat. Heilung tritt bei der anderen Person auf, wenn du heilende Schwingungen in Form von Liebe und Mitgefühl mitbringst, die mit den Schwingungen des anderen in Kommunikation treten und Verletzungen und Schmerz lösen. Hast du die Schmerzen und Leiden der Person, die du behandelt hast, in dir aufgenommen, dann nur, weil du eine passende Frequenz dafür in dir trägst. Spürst du beispielsweise Mitleid mit dem anderen Menschen, dann kann es vorkommen, dass du sein Leid in dir aufnimmst. Betrachte deshalb dein Gegenüber nicht als krank und angeschlagen, sondern als ein starkes Wesen. Wende die Energiemanagement-Techniken aus Teil 3 an, um die fremden Energien nicht in dir aufzunehmen, sodass du es der anderen Person ermöglichen kannst, Heilung zu erfahren – eine wunderschöne Erfahrung, die dir deine besondere Fähigkeiten ermöglichen![27]

Perspektivenwechsel: Durch deine Hochsensibilität gerätst du nicht an Grenzen – ganz im Gegenteil, dir öffnen sich Türen zu einem sinnhaften und erfüllten Leben. Was du dafür brauchst, um hierfür die bestmöglichen Voraussetzungen schaffen zu können, erfährst du nun in Teil 3.

Teil 3

Energetischer Selbstschutz für Hochsensible & Empathen

Kapitel 8

Wie komme ich da raus? Tipps & Strategien für Hochsensibilität im Alltag

Dein Energiehaushalt ist dein Kapital, welches du schützen musst. Stress, negative Gedanken, unbewusstes Denken und Handeln, das Beschäftigen mit negativen Themen, Selbstablehnung, das Verweilen an Orten, an denen du dich nicht wohlfühlst oder wo schlimme Dinge geschehen sind und diese Energien dort noch festhängen, schlechte Ernährung und wenig Bewegung schwächen deinen Energiehaushalt. Als hochsensibler Mensch hast du die Fähigkeit, negative Einflüsse intensiver wahrzunehmen, wodurch sie dich auch leichter aus deinem Gleichgewicht bringen können. Deshalb hat der energetische Selbstschutz eine besondere Bedeutung für dich, um geerdet zu sein und stabil im Leben stehen zu können. Damit du im Alltag besser mit negativen Einflüssen wie Lärm, negativen Stimmungen deiner Arbeitskollegen, unklaren Energieströmen, die aus Häusern oder anderen Orten strömen und anderen Faktoren umgehen kannst, die zur Reizüberflutung führen können, brauchst du gewisse Schutztechniken. Selbstfürsorge ist der Schlüssel, um effektiven Schutz zu finden.[28]

Lass uns nun konkret werden. Du kennst deine Schwachstellen, weißt, dass dich gewisse Reize überwältigen können und dass Energien anderer Menschen auf dein System wirken, wodurch dein Wohlbefinden beeinflusst werden kann. Die meisten hochsensiblen Menschen sind sich nicht bewusst, woher ihr negatives Befinden kommt und gehen damit einfach weiter durchs Leben und haben Angst vor ihren Schwächen. Dadurch können sie keine Stärke entwickeln und erkennen nicht, welche tollen Fähigkeiten sie eigentlich besitzen. Du bist jedoch nicht auf diese Welt gekommen, um eine Opferrolle einzunehmen! Nein, du bist eine starke Frau! Du bist dir bewusst, woher die überwältigenden Gefühle und Emotionen kommen. Wichtig ist, dass du dir in jeder Situation erlaubst, dein hochsensibles Sein anzunehmen, mit allem was dazu gehört. Und hierin liegt das Geheimnis und der Beginn, Heilung zu erfahren und nicht mehr unter deiner Hochsensibilität zu leiden. Jetzt ist es an der Zeit, in deine Kraft zu treten, deine Stärke zu erkennen und auch spirituell zu wachsen.

Sei dir bewusst, dass deine äußere Welt nur eine Reflektion deiner inneren Welt ist. Bist du innen schwach und ängstlich, gibst du deiner Umwelt Angriffsflächen und dein Leben wird dich immer wieder vor scheinbar nicht zu bewältigende Herausforderungen stellen. Bist du hingegen stark, selbstbewusst und ausgeglichen, strahlst du dies nach außen aus und deine Umwelt reagiert auf dich. Dein Leben wird dir in die Hände spielen. Dein Leben geschieht nicht einfach nur, dein Leben geschieht *für* dich, damit du Erfahrungen machen und wachsen kannst. Wir alle sind spirituelle Wesen, die die Entscheidung getroffen haben, eine menschliche Erfahrung zu machen und unser Bewusstsein zu erweitern, um uns wieder daran zu erinnern, wer wir sind. Alle Herausforderungen, denen du dich bislang stellen musstest, haben dir nur dazu gedient, stärker zu werden, zu wachsen und in Verbindung mit deinem Höheren Selbst zu treten. Um weiter wachsen zu können, musst du Eigenverantwortung übernehmen und die Zügel deines Lebens in deinen Händen halten. Selbstfürsorge ist tatsächlich etwas, das du selbst unter Kontrolle hast, genauso wie deine Sichtweisen und Einstellungen.

In diesem Teil des Buchs zeige ich dir nun kraftvolle Techniken und Strategien, die du direkt im Alltag anwenden kannst, um deinen Körper, deinen Geist und deine Seele vor Reizüberflutung, negativen Emotionen und schlechten Gefühlen zu schützen. Diese Methoden sind genauso wirksam und nützlich für nicht-hochsensible, schließlich hat jeder im Laufe des Tages einmal negative Emotionen und erlebt Stimmungsumschwünge. Ich stelle dir energetische Tools vor, die du anwenden kannst, wenn du dich in einer Stresssituation wieder findest und dich deine Gefühle und Emotionen überrollen. Auf den folgenden Seiten erfährst du außerdem, wie du deine Wahrnehmung steuern und dadurch deine Emotionen kontrollieren kannst, wie du dich vor ungesunden Beziehungen schützt, Energievampiren keine Chance lässt, deine Energie reinigen und wieder neue tanken kannst.

Ich habe diesen Teil des Buches in drei große Kapitel aufgteilt. In Kapitel 9 geht es darum, wie du deine Energie schützen kannst, in Kapitel 10, wie du dein Energiefeld reinigen kannst und im 11. Kapitel, wie du dich mit neuer Energie aufladen kannst.

Kapitel 9

Wie du deine eigene Energie schützen kannst

Wie du deine Intuition als dein persönliches GPS nutzen kannst

Um in deine Kraft treten zu können, dich von negativen Emotionen und Gefühlen zu lösen und zukünftig schützen zu können, ist es wichtig, dass du im ersten Schritt deine Wahrnehmung lenkst und deine Intuition wahrzunehmen lernst. Deine Intuition wird dir stets sagen, ob dir eine Situation gerade gut tut oder nicht. Unsere Wahrnehmung ist ein komplexer Vorgang, der in mehreren Schritten abläuft. Im ersten Schritt nehmen wir Informationen bzw. Reize über unsere Sinnesorgane auf.

Wir sprechen erst einmal über die irdischen fünf Sinne (hören, sehen, schmecken, fühlen, riechen). Diese Informationen kommen im Gehirn an und werden von dort dann an die Stellen weitergeleitet, die für die Verarbeitung zuständig sind. Du kannst dabei nicht beeinflussen, wie deine Sinnesorgane funktionieren und wie dein Gehirn beeinflusst wird. Doch du kannst eingreifen, wenn die Informationen an den Stellen angekommen sind, wo sie verarbeitet werden. Denn du hast die Macht zu entscheiden, *welche Informationen* du beachten möchtest und *wie* du sie bewerten möchtest.

Um negative Energien aus deiner Umwelt, also beispielsweise von Freunden, Familienmitgliedern, Arbeitskollegen oder völlig fremder Menschen, anderer Orte, von Tieren oder auch Pflanzen überhaupt als solche erkennen zu können und nicht als deine eigenen einzustufen, kann dir deine Intuition helfen. Lausche deiner inneren Stimme, wenn du dir unsicher bist. Du kannst die Kontrolle über die Verarbeitung und Bewertung von Informationen erreichen, wenn du lernst, deine Aufmerksamkeit gezielt zu steuern. Die Dinge, denen du Beachtung schenkst, liegen im Fokus deiner Aufmerksamkeit und genau diesen widmest du deine Energie. Und hier liegt der Schlüssel: Du kannst deinen Fokus verändern, bzw. frei wählen.[29]

Tatsache ist, dass die Aufmerksamkeit viel zu vieler Menschen unkontrolliert auf Autopilot läuft und sie sich den Auswirkungen dessen gar nicht bewusst sind. Allein wie Werbung unsere Aufmerksamkeit anzieht, emotional wirkt und Konsumenten dadurch lenkt und das Verhalten steuert, ist erschreckend. Doch wir haben die Macht, uns dies mit Hilfe unserer Aufmerksamkeit bewusst zu machen und müssen uns nicht schutzlos den Werbemaßnahmen der Großkonzerne aussetzen und fleißig ihre Produkte konsumieren, die wir eigentlich gar nicht brauchen.

Genauso verhält es sich mit Gefühlen und Emotionen. Insbesondere für dich als hochsensiblen Menschen ist es wichtig, deine Aufmerksamkeit zu kontrollieren, um nicht einfach so den Reizen ausgesetzt zu sein, die von deinen Mitmenschen und deiner Umwelt ausgehen und dich erschöpfen. Denn die Dauer und die Intensität von Emotionen ist bei Hochsensiblen meist sehr viel höher als bei nicht-hochsensiblen Menschen. Tatsache ist, dass wenn wir nicht mehr auf Autopilot laufen und bewusster werden, die Veränderung beginnt.

Wichtig ist, dass du bewusst bleibst und auf die kleinen Stressmomente achtest. Da unsere Aufmerksamkeit meist unkontrolliert gelenkt wird, beschäftigen wir uns mit Gedanken und Situationen, die wir uns nicht bewusst ausgesucht haben. Sei es durch den Energiefluss einer nahestehenden Person oder eines fremden Menschen in der U-Bahn, eines stressauslösenden Moments oder eines bestimmten Ortes. Da hochsensiblen Menschen nicht immer genau klar ist, woher die verspürten Gefühle und Emotionen kommen, ist es umso wichtiger für sie zu lernen, ihre Aufmerksamkeit zu trainieren. Und hier kommen wir wieder auf das Stichwort Eigenverantwortung zurück. Ver-*antwort*-ung ist die Fähigkeit, dem Leben zu antworten. Wie erschaffst du deine Wirklichkeit? Um dich wohlfühlen zu können, ausgeglichen und unbeschwert leben zu können, musst du aktiv werden und darfst dich nicht einfach negativen Emotionen und Gefühlen aussetzen. Wenn dich eine Situation stresst, verlasse das nächste Mal einfach den Raum, wenn du merkst, dass es dir zuviel wird. Wenn dich eine Person stresst, meide diese Person in Zukunft. Wenn du merkst, dass du dir Sorgen machst, hinterfrage, ob diese Sorgen begründet sind oder ob du abhängig von diesem Emotionen bist und diese Gedanken schon auf Autopilot in der Gedankenschleife bei dir sind. Bist du dir dessen bewusst, welche Aktivitiäten, Situationen und Personen dir Kraft schenken oder dir Kraft rauben? Nach welchen Aktivitäten fühlst du dich müde? Was beflügelt dich zum Bäume ausreißen? Was stresst dich und raubt dir Energie? Ich möchte dich einladen, eine Übung[30] zu machen, um die Energieräuber in deinem Leben zu enttarnen.

ÜBUNG ‚ENERGIERÄUBER'

Nimm ein Blatt Papier und zeichne zwei Spalten.

Spalte 1: Dinge, die mir Energie und Kraft geben
Spalte 2: Dinge, die mir Energie und Kraft rauben (Energieräuber)

Mache diese Übung eine Woche lang und notiere alle Aktivitäten, die du tust. Mit wem bist du zusammen? Womit verbringst du deine Zeit? Was tust du? Schreibe alle Dinge, die dir Freude bereiten und nach denen du dich gut fühlst in Spalte 1 und alle Dinge, die bei dir negative Assoziationen auslösen in Spalte 2. Wenn du möchtest, kannst du Dinge und Personen unterscheiden oder alles auf ein Blatt schreiben. Gehe dein komplettes soziales Netzwerk durch, mit wem verbringst du am meisten Zeit, welche Menschen tun dir gut und geben dir Energie, welche Menschen rauben dir unbewusst Energie?

Ist es dir möglich, in Zukunft Dinge aus Spalte 1 öfter zu tun und die Dinge aus Spalte 2 in deinem Leben zu verringern oder gar zu eliminieren? Welche Personen kannst du meiden? Oft reicht schon das Bewusstsein darüber, was dir Energie gibt oder raubt, um entscheidene Veränderungen zu veranlassen. Überlasse nicht anderen Personen, deiner Umwelt und Situationen die Verantwortung. Meditation ist übrigens eine großartige Methode, deine Intuition zu trainieren und deine Achtsamkeit zu schulen. Damit hab ich begonnen, in der Stille kommen einen die großartigsten Einfälle und es ist eine wundervolle Möglichkeit, dich jederzeit mit neuer kosmischer Lebensenergie aufzutanken. In der Meditation hat deine Intuition Zeit mit dir zu sprechen, weil du zuhörst.

Wie du dich vor Reizüberflutung schützen kannst

Es ist nicht immer einfach, dich vor den Energien, Emotionen, Gedanken oder Schmerzen anderer Menschen, Orte und Tiere zu schützen, die du spüren kannst, ohne dabei stets zu wissen, woher sie genau kommen.

Typische Situationen für negative Energieflüsse sind:

- Menschenmassen (in der U-Bahn, auf einem Konzert etc.)
- Große Städte
- Laute Geräusche
- Unauthentische Menschen
- Oberflächliche Gespräche
- Sehr emotionale Menschen
- Hitzige Diskussionen und Streit
- Zeitdruck

- Stresssituationen
- energetisch vorbelastete Orte und Plätze

Es ist wichtig, unsere Energiefelder zu schützen, um uns vor solchen Einflüssen zu bewahren. Schließlich ergreifen wir auch in allen anderen Bereichen unseres Lebens Schutzmaßnahmen. Wir schützen unseren Körper beispielsweise mit Sicherheitsgurten, Helmen und installieren Rauchmelder. Unsere Lebensenergie zu schützen ist mindestens genauso wichtig!

1. Werde dir deiner Reaktionsmuster bewusst

Wichtig ist, dass du dich selbst analysierst und erkennst, welche Situationen oder Menschen besonders anstrengend für dich sind, dich erschöpfen oder vielleicht auch Kopfschmerzen oder andere physischen Beschwerden bereiten. Vielleicht ist es das Einkaufen im Supermarkt, das Schlendern durch die Innenstadt oder Besuche in Stadien und Konzerthallen. Werde dir deiner eigenen Reaktionsmuster bewusst. Wenn du dir klar darüber bist, was dich überfordert und hauptsächlich stresst, kannst du effektiver dagegen angehen. Ein Tagebuch oder die Übung ‚Energieräuber' kann dich dabei unterstützen, deine Erkenntnisse festzuhalten. Höre immer auf deine Intuition, sie kann dich vor Reizüberflutungen bewahren. Ich habe seit einiger Zeit das Gefühl, dass ich Dinge körperlich spüre, bevor sie überhaupt geschehen. Meist handelt es sich um Minuten oder Stunden, wo sich dann etwas ereignet, von dem ich bereits die Energie gespürt habe. Wenn du stets achtsam bist und versuchst, selbst feinste Schwingungen wahrzunehmen, kannst du angemessen auf diese reagieren. Bereitet dir eine geplante Aktivität ein unangenehmes Gefühl, höre auf deine Intuition und reagiere, indem du versuchst, deine Pläne zu verändern. Du musst nicht immer zu allem ‚Ja' sagen. Selbstverständlich kannst du gewisse Situationen nicht immer umgehen, dennoch kannst du dich innerlich vorbereiten, wenn dir bewusst ist, was eine bestimmte Situation in dir auslöst, um dann besser mit ihr umgehen. Falls du es nicht umgehen kannst, hilft es, sich vorher in verschiedenen Situationen oder an Orten zu visualisieren, die dich in Stress versetzen, um dich mit mit ihnen vertraut zu machen. Das wird dir helfen, später in der Situation bei dir zu bleiben und dir die Möglichkeit geben, die Geschehnisse nicht zu sehr an dich ranzulassen, sondern deine Emotionen und Gefühle differenziert zu betrachten. Praktizierst du regelmäßig bewusste Atemübungen, Meditation, Körper- und Konzentrationsübungen, kannst du mit der Zeit vermehrt einen ruhigen Ort in dir selbst finden, der dir in Stresssituationen als Zufluchtsort dienen kann.

2. Reflektiere und bewahre die Ruhe

Gehen Gefühle in dir auf und beherrschen dich diese, handle nicht übereilt, sondern lass möglichst Zeit verstreichen. Reflektiere, was in dir vorgeht und nehme dabei die Gefühle differenziert wahr. Finde den Ursprung deiner Empfindungen und finde heraus, worum es eigentlich geht. Gehören diese Gefühle dir oder jemand anderem? (*siehe* Energieritual ‚Ist das meins?') Inwiefern bist du gefühlsmäßig involviert oder kannst du dich abgrenzen? Verspürst du Wut und Hass, könnte sich dahinter eine Verletzung verbergen? Frage deine Intuition: Was liegt darunter? Vielleicht hat jemand beiläufig eine verletzende Bemerkung gemacht. Gebe diesen Gefühlen nicht zu viel Macht über dich, nehme die Dinge nicht persönlich. Menschen übertragen oftmals negative Schwingungen auf ihr Gegenüber, da sie mit ihren eigenen negativen Emotionen und Gefühlen nicht umgehen können und diese freilassen wollen.[31]

3. Sage ‚Stopp' wenn es zu viel wird

Natürlich gibt es auch Momente, auf die du dich nicht vorbereiten kannst. Situationen, in denen Reize auf dich einwirken und dir alles zu viel wird, sodass du deine Emotionen und Gedanken kaum noch einordnen kannst.

In solchen Momenten ist es wichtig, ‚Stopp' zu sagen und dir eine Pause zu gönnen. Setze dich für einen Moment lang hin, unterbreche die Stresssituation. Vielleicht bietet sich dir die Möglichkeit, ein Glas Wasser zu trinken oder eine Atemübung durchzuführen. Ergreife die Initiative, schütze dich und ziehe dich zurück, um zur Ruhe zu kommen, dein Inneres von den Reizen der Außenwelt zu erholen und wieder Harmonie zu spüren. Wenn möglich, verlasse sogar den Raum für einige Minuten.

4. Räume eine Ruhephase ein

Wenn du einer Situation nicht einfach entfliehen kannst, dann räume dir hinterher gezielt eine Ruhephase ein, gehe in die Natur oder und tu einfach das, was dir guttut und deinen Geist und Körper beruhigt. Schalte das Handy aus und lege deinen Laptop für ein paar Stunden beiseite. Gönne dir eine Pause für bewusstes Atmen. Vielleicht hast du die Möglichkeit, bei dir Zuhause eine persönliche Ecke einzurichten, die dir zur Regeneration und für Momente des Alleinseins dient. Gestalte diesen Ort so, dass eine Atmosphäre entsteht, in der du dich wirklich wohl fühlen kannst.[32]

Kapitel 9

Wie du deine Energie schützen kannst, indem du eine starke Aura aufbaust

Wie du bereits in Teil 1 dieses Buchs erfahren konntest, verfügen wir über Biofelder, die auch als Aura bezeichnet werden und unseren Körper umgeben und mit Energien anderer Menschen, Tiere, Pflanzen und Orte kommunizieren, wodurch sie beeinflusst werden. Manchmal steigt unsere Energie und manchmal sinkt sie, manchmal bleibt sie aber auch neutral. Es sollte wie das Zähneputzen zu deinem täglichen Morgenritual gehören, deine Aura zu schützen, um bereit für den neuen Tag zu sein.

Du kannst deine Aura vor dem Einfluss von Fremdenergien schützen, indem du ihre Größe in bestimmten Situationen verkleinerst. Ist deine Aura dichter und kompakter, ist sie stärker und es ist für Fremdenergien schwieriger, sie zu durchdringen. Weite Auren sind schwächer und lassen sich leichter beeinflussen. Ich habe mir angewöhnt in Verkehrsmitteln meine Aura so eng wie meine Kleidung zu machen, damit ich nicht soviele Informationen aufnehme. Ich fühle mich dadurch besser. Wenn ich weiß, dass ich unterwegs bin, stelle ich mir morgens in der Meditation vor, wie sich meine Aura mit hellem Licht füllt in zwei Schichten und verpacke diese dann noch mit einer Farbe des Regenbogens. Ich frage immer, welche Farbe tut mir heute gut und umhülle meine

Aura dann mit dieser Farbe. Ich kenne viele Menschen, denen diese Übung tatsächlich auch geholfen hat und die einen Unterschied spüren. Meine Mentorin sagt zwar, es reicht, wenn ich morgens die Intention setze, mein Schutzschild zu aktivieren, aber ich fühle mich mit der Aura-Meditation besser. Ich empfehle dir, probiere einfach verschiedene Visualisierungen aus und behalte, welche sich für dich gut anfühlen und dir auch wirklich helfen.

ENERGIE RITUAL

1. Schließe hierfür einen Moment deine Augen und visualisiere deine Aura.
2. Stelle dir vor, wie sie sich mit hellem Licht füllt, dass durch dein Kronenchakra wie eine Wasserfall in dich hineinströmt.
3. Setze die Intention, dass das helle Licht deine Aura komplett ausfüllt und deine Aura dich nun wie eine Schutzhülle umgibt und keine negativen Fremdenergien hindurch kommen können, sondern diese abprallen oder reflektieren.

Mit dieser Aura-Schließtechnik kannst du dich vor beabsichtigten und unbeabsichtigten psychischen Angriffen schützen, die während des Tages auf dich einwirken. Wenn dich jemand auf der Strasse beschimpft, weil du ihn aus Versehen angerempelt hast, ist das bereits ein psychischer Angriff. Gerätst du während deines Tages in eine Situation, die dich energetisch negativ beeinflusst, befindest du dich beispielsweise an einem Ort, der in dir Stress auslöst oder hast du es mit einer Person zu tun, die sich aufdringlich verhält, wie beispielsweise einem Verkäufer, kannst du deine Aura aktiv schützen, indem du sie verschließt.

Wir verteidigen uns oftmals unbewusst vor psychischen Einflüssen und schließen unsere Aura, indem wir spontan unsere Arme verschränken. Auch das Überschlagen der Beine beim Hinsetzen hat die gleiche schützende Wirkung. Mit der einfachen Technik des Überkreuzens von Armen und Beinen schließt du deine Aura und kannst dich effektiv vor den negativen Einflüssen anderer Menschen schützen, beispielsweise bei einer hitzigen Diskussion oder einem Streit.[33] Diese Technik habe ich von meiner Prana Healing Lehrerin gelernt. Bei einem Besuch bei der Post stand einmal ein älterer kranker Herr vor mir und ich habe sofort gespürt, wie die Energie von meinem Solarplexus Chakra zu ihm zu fließen begonn in sehr starkem Ausmaß. Ich errinnerte mich an die Technik, drehte mich zur Seite und verschränkte Arme und Beine. Sofort spürte ich weniger. Es war immer noch sehr unangenehm für mich so dicht bei ihm in der Schlange warten zu müssen, aber hinsichtlich der Energie war es sofort besser.

ENERGIE RITUAL

1. Schliesse deine Aura, indem du Arme und/oder Beine verkreuzt.
2. Drehe dein Solarplexus weg von der gegenüberliegenden Person oder halte deine verschränkten Arme davor, um den Energiefluss zu stoppen.

Wenn du zwischen dir und einer anderen Person negative Energie wahrnimmst, kannst du auch eine wunderschöne Rose zwischen euch beiden visualisieren, um die negativen Schwingungen zu stoppen.

Eine weitere Möglichkeit für alle, die schon besser mit Energien zu arbeiten wissen, teile ich mit dir in meinem Onlinekurs zu diesem Thema. Wenn du merkst, dass dir jemand Energie zieht, kannst du auch mit Absicht Energie zu der Person hinfließen lassen – jedoch nicht deine eigene, sondern die Lebensenergie, die uns alle umgibt.

Wie du dich vor Energievampiren schützen kannst

Wenn es auch nur einen Menschen gibt, der an uns glaubt und etwas in uns sieht, gibt das so viel Kraft. Hochsensible Menschen neigen dazu, sich um andere zu kümmern, glauben stets an das Gute im Menschen und wollen für jeden nur das Beste. Hast du eine stark empathische Persönlichkeit, willst du oftmals einfach nur dafür sorgen, dass sich die Dinge verbessern, dass Menschen Möglichkeiten wahrnehmen können und ihr Leben harmonisch verläuft. Menschen helfen zu können, fühlt sich gut an und so fühlst du dich zu Personen, die sich durch das Leben mühen und vor Problemen stehen, besonders hingezogen. Es gibt nicht vieles, das einen so erfüllt, wie zu sehen, dass jemand endlich in seine Kraft kommt, sich sein Leben wendet und positive Dinge geschehen, da er jemand gefunden hat, der ihn sieht und unterstützt. Unterstützt man sich gegenseitig und hat eine Beziehung einen gegenseitigen Nutzen, geschehen regelrechte Wunder. Es gibt neben den positiven und Energie spendenden Beziehungen aber auch die weniger förderlichen Beziehungen, die körperlich und geistig krank machen und Energie rauben, weil die eine Seite mehr gibt und die andere Person glücklich machen möchte, um im Gegenzug geliebt zu werden. Hochsensible Menschen sind oftmals die Seite, die mehr gibt.[34]

Sogenannte Energievampire fühlen sich zu hochsensiblen Menschen besonders hingezogen, da diese ihnen mit Offenheit, Verständnis, Rücksicht und einem liebenden Herzen begegnen. Oftmals ziehen hochsensible Menschen Energievampire in ihr Leben, da sie keine persönlichen Grenzen ziehen oder nicht in ihrer Kraft stehen.

Wenn du dich von der Anerkennung anderer abhängig machst, dich häufig über andere ärgerst und das Gefühl hast, nicht gerecht behandelt zu werden, wenn du deine eigene Meinung aus Angst nicht äußerst und du deine eigenen Bedürfnisse unter die der anderen stellst, bietest du Energievampiren offene Anfgriffsflächen.

Als empathischer Mensch musst du darauf vorbereitet sein, im Laufe deines Lebens auf Energievampire zu treffen, die deine positive Energie regelrecht aus dir heraussaugen und dir ein Gefühl von Erschöpfung und Müdigkeit geben können. Du kannst ihnen bei der Arbeit, zu Hause und an allen anderen Orten begegnen. Vielleicht begegnest du einem Energieräuber in einem Elternteil, einer Arbeitskollegin oder deinem Ehepartner. Beziehungen zu Energievampiren können sogar toxisch sein, wenn du es mit so einem Menschen zu tun hast, der dir das Gefühl gibt, ungenügend und nicht liebenswert zu sein. Kommentare wie ‚Du bist zu sensibel' oder ‚Heute siehst du aber richtig müde aus' können dich sehr runterziehen und dir das Gefühl geben, dass du irgendwas falsch machst. Plötzlich auftretende schlechte Stimmung, ein Gefühl von Krankheit und der Eindruck, dass du dich nicht gehört und nicht gesehen fühlst, sind weitere Anzeichen, dass du es mit einem Energievampir zu tun hast. Ebenso sind Selbstzweifel und Selbstkritik, sowie Angst- und Schamgefühle Indizien dafür, dass dir eine Person deine Energie raubt. Auch Gefühle, wie verurteilt oder kontrolliert zu werden sind Warnzeichen. Wichtig ist, dass du dir der Energievampire in deinem Leben bewusst wirst und Strategien entwickelst, mit ihnen umzugehen. Dabei geht es nicht darum, Menschen zu verurteilen, sondern Beziehungen zu erkennen, die dir deine Energie rauben.

Wenn du an den darunter liegenden Mustern und Glaubenssätzen arbeitest, die solche Menschen in dein Leben ziehen, verschwinden diese wieder. Es gilt immer der hermetische Grundsatz, wie innen so aussen.[35]

Lass Energievampiren keine Chance, nehme ihre verbalen Angriffe nicht persönlich, denn sie werden meist unbewusst verrichtet und nähren sich aus eigener Angst, Unsicherheit und Verzweiflung. Die Angriffe werden auch an viele andere Menschen gerichtet, nicht nur an dich. Meistens zieht man auch Energievampire in sein Leben, wenn beide Personen ähnliche niedrig schwingende Emotionen verspüren und Heilung brauchen. Solche Beziehungen sind ebenfalls toxisch, da man sich aufgrund der gleichen Wunden zu diesem Menschen hingezogen fühlt und nicht von ihm loskommt. Menschen mit einem niedrigen Selbstwert ziehen Menschen in ihr Leben, die sie kritisieren und die kritisierenden Menschen ziehen Personen in ihr Leben, die sie klein machen können. Vielleicht glaubst du unbewusst, dass du nicht über genug

Stärke verfügst, sodass eine energetische Übereinstimmung zwischen dir und deinem Energievampir vorliegt. Angst und Schwäche sind für Energievampire Nahrung. Sei achtsam und verweile nicht in solchen Beziehungen zu Menschen mit verwundeten Seelen und lass nicht zu, dass sie dich energetisch aussaugen. Sehe sie allenfalls als ein Hinweisschild, dein Selbstbewusstsein zu stärken und deine eigenen Wunden zu heilen, um dich von solch einer Art Beziehung lösen zu können und kraftvollere Beziehungen in dein Leben zu ziehen.[36] Wenn du den Anteil in dir geheilt hast, verschwinden diese Personen von ganz alleine aus deinem Leben.

Es gibt verschiedene Arten von Energievampiren, vor denen du dich in Acht nehmen solltest. Besonders gefährlich können narzisstische Menschen werden. Narzissten neigen dazu, sich so zu verhalten, als würde sich alles nur um sie drehen. Um im Mittelpunkt zu stehen, zahlen sie jeden Preis. Um Ansehen von ihnen zu bekommen, muss man sie mit Komplimenten überhäufen. Narzissten handeln manipulativ, um ihre Ziele zu erreichen. Verhält man sich nicht, wie sie es sich wünschen oder stimmt man in einer Ansicht nicht mit ihnen überein, reagieren sie gerne mit Gefühlskälte oder Schweigen. Distanziert man sich von ihnen, begegnen sie dir mit – dem Anschein nach – Empathie, jedoch ist diese nicht wirklich echt und dient nur dazu, das zu bekommen, was sie wollen.

Wendest du dich von ihnen ab, werden sie dich mit netten Worten versuchen, wieder zurückzulocken. Doch nähert man sich ihnen wieder an, fängt das Spiel von vorne an. Narzissten wirken oftmals so anziehend auf hochsensible Menschen, da sie Liebe und Zuneigung versprechen und den Anschein machen, vieles zu geben, was sie dann aber doch nicht tun. Leere Worte sind ihr Kennzeichen. Sie strahlen nach außen attraktive Eigenschaften aus, machen den Anschein, intelligent, lustig, großzügig und bedacht zu sein, doch in engen Beziehungen bleibt von diesen Eigenschaften nur wenig übrig.

Womöglich hast du bereits energieraubende Beziehungen zu Menschen in deinem Leben ausfindig gemacht. Jetzt geht es darum, wie du dich und deine Energie vor ihnen schützen kannst. Die Technik des Aura Verschließens eignet sich ideal, wenn du bemerkst, dass dir ein Energievampir deine Energie raubt. Doch manchmal reicht das Schließen der Aura allein nicht aus. Ist jemand wütend und du reagierst nicht, wirst du womöglich bemerken, dass er noch wütender wird. Die negative Energie, die er auf dich gerichtet hat, prallt ab und steuert auf ihn zurück, wenn du dich geschützt hast. Durch diesen Bumerang-Effekt gerät er nur noch mehr ins Ungleichgewicht. Bewahre deshalb bei einer Auseinandersetzung die Ruhe. Reagiere nicht auf Provokationen und bleibe distanziert, um klar denken und antworten zu können.

Reagierst du, gibst du negativen Gedanken die Möglichkeit, in dich einzudringen, selbst wenn du deine Arme und Beine überkreuzt hast. Da Gleiches Gleiches anzieht und du, wenn du selbst wütend wirst, negative Gedanken und Energien anziehst, ist auch eine geschlossene Aura angreifbar. Achte deshalb darauf, dass du im Falle einer Auseinandersetzung neutral und positiv bleibst.[37]

Ein weiteres praktisches Tool, das du im Kontakt mit Energievampiren einsetzen kannst, ist das Segnen. Du kannst negative Gedanken, die auf dich gerichtet wurden, abstoßen und umwandeln, indem du die Person liebevoll segnest und ihr Liebe und Positives wünscht. Segne jemand bewusst mit Frieden, indem du beispielsweise leise „Frieden" sagst. Konzentriere dich auf dein Herz – unser kraftvollstes Energiezentrum im Körper – und segne dein Gegenüber liebevoll, um seine negative Energie in Frieden, Ruhe und Verständnis umzuwandeln. Du kannst den Bumerang-Effekt auf diese Weise neutralisieren oder zumindest stark abschwächen.[38]

Wie du deine Energie im Umgang mit anderen schützt

Im Umgang mit Freunden, Partnern, Kollegen oder Familienangehörigen wird dir immer wieder bewusst, dass sich eure Wahrnehmungen unterscheiden und dass das

Zusammenleben nicht immer einfach ist. Die gemeinsame Zeit lässt sich angenehmer gestalten, wenn hochsensible und nicht-hochsensible Menschen Verständnis füreinander aufbringen und Rücksicht aufeinander nehmen. Nicht-hochsensible Menschen können oftmals nicht nachvollziehen, warum auf das, was sie selbst als angenehm empfinden, manche Menschen stärker reagieren, warum sie in manchen Umgebungen oder bei bestimmten Tätigkeiten ermüden oder gereizt sind. Nicht selten scheint es so, als würden zwei verschiedene Welten aufeinander prallen. Bei einem Treffen mit deiner Freundin im Café können eine laute Geräuschkulisse, eilende Kellner und die visuellen Eindrücke schnell zu viel für dich sein und dich erschöpfen, wohingegen deine Freundin sich immer noch wohlfühlt. Als hochsensibler Mensch hast du ganz andere Bedürfnisse als nicht-hochsensible Menschen und bevorzugst häufig Umgebungen, die ruhiger sind und nicht allzu viele Reize bieten. Wichtig ist, dass du deine Bedürfnisse und Wünsche klar kommunizierst und zu deiner Hochsensibilität stehst. Durch deine Hochsensibilität werden deine Sinne Reize immer intensiver wahrnehmen als bei nicht-hochsensiblen, daran lässt sich nichts ändern. Vergleiche dich nicht mit anderen Menschen, das wird dir nicht weiterhelfen. Kommuniziere klar mit deinen Mitmenschen, die nicht immer in der Lage sind, deinen aktuellen Gemütszustand zu erkennen. Befindest du dich mit deinem Gegenüber in einem Gespräch, ist jedoch der Geräuschpegel viel zu laut, sodass dich der Lärm wahnsinnig macht und du dich gar nicht richtig auf das Gesagte konzentrieren kannst, sage deinem Gesprächspartner ganz offen und ehrlich, dass es gerade viel zu laut ist und schlage vor, das Gespräch an einen ruhigeren Ort zu verlegen, anstatt das Gespräch nur irgendwie zu überstehen und mit halbem Ohr hinzuhören.[39]

Wenn sich hochsensible Menschen ihrer Hochsensibilität bewusst werden und beginnen, sich besser zu verstehen, kommt es häufig vor, dass sie ihr Verhalten verändern, um mehr ihren Bedürfnissen nachzukommen. Bei Verabredungen verabschiedet man sich schneller oder zieht sich häufiger zurück. Selbstverständlich sollst du auf dich und deine Bedürfnisse achten, jedoch kann sich durch ein solches Verhalten das Zusammenleben mit deinen nicht-hochsensiblen Freunden, deinem Partner und deiner Familie verändern. Doch das muss nicht sein.

- Um Konflikte und negative Veränderungen deiner Beziehungen zu vermeiden, ist es wichtig, dass ihr Lösungen und Kompromisse findet, damit beide Seiten zufrieden sein können.

- Bemüht euch, den jeweils anderen zu verstehen und wie das Gegenüber die Welt wahrnimmt.

Genauso wie nicht-hochsensible Freunde ein Verständnis dafür aufbringen sollten, dass du als hochsensibler Mensch Geräusche, Gerüche und andere Reize so intensiv wahrnimmst, dass diese Eindrücke überwältigend wirken können, so solltest auch du Verständnis dafür aufbringen können, dass deine Bedürfnisse manchmal zurückweisend wirken können und der Eindruck von Gleichgültigkeit entstehen kann, wenn du dich beispielsweise zurückziehen möchtest. Um Verständnis füreinander entwickeln zu können, sind offene ehrliche Kommunikation und Kompromisse essentiell. Nur so lassen sich gute Beziehungen führen. Sind dir beispielsweise gemeinsame Ausflüge, die sich über den ganzen Tag ziehen, schlichtweg zu viel und möchte dein Mann/Freund/Freundin am liebsten gleich einen Städtetrip übers ganze Wochenende machen, müsst ihr eine Lösung finden, mit der ihr beide glücklich sein könnt. Vielleicht sieht der Kompromiss so aus, dass ihr einen ganzen Tag miteinander verbringt, jedoch zwischendurch größere Ruhepausen einplant, in der man die Stille genießen kann, sich in der Natur aufhält oder einen Spaziergang macht, ohne dabei viel miteinander zu sprechen, sodass ihr beide frische Energie tanken könnt.

- Im Zusammenhang mit dem Finden von gemeinsamen Lösungen ist für beide Seiten wichtig, Selbstverantwortung zu übernehmen und sich darüber im Klaren zu sein, wo die persönlichen Grenzen und auch Möglichkeiten liegen, was einem gut tut und was einen erschöpft. Dies solltet ihr gegenseitig ehrlich kommunizieren.
- Mache dir Gedanken darüber, wie du mit nicht-hochsensiblen Menschen eine für beide Seiten schöne und bereichernde Beziehung gestalten kannst und was du unternehmen kannst, um auch anstrengende und ermüdende Situationen zu bewältigen, die deinem Gegenüber wichtig sind.
- Ebenso sollte sich dein nicht-hochsensibles Gegenüber darüber bewusst werden, inwiefern Rücksicht genommen werden kann, ob vielleicht manche deiner Bedürfnisse nicht erfüllt werden können und welche neuen Dinge und Interessen ihr in eurer gemeinsamen hochsensiblen/nicht-hochsensiblen Beziehung entdecken könnt.
- Tauscht euch gegenseitig aus und klärt, wo die eigenen Grenzen liegen und lernt, die Grenzen des jeweils anderen zu verstehen und auf die Wünsche und Bedürfnisse des anderen einzugehen. Gehört und verstanden zu werden ist im Umgang miteinander unglaublich wichtig.[40]

Wie du deine Energie im Arbeitsalltag schützt

Es ist nicht nur wichtig, dass du ein Arbeitsumfeld findest, wo Platz für deine Hochsensibilität ist oder du ein Berufsfeld findest, in dem du dich selbst verwirklichen und weiterentwickeln kannst. Auch deinen Arbeitsalltag solltest du so gut wie möglich an deine Bedürfnisse anpassen, schließlich stehst du tagtäglich vor neuen Aufgaben und Herausforderungen. Mit den folgenden Tipps kannst du deinen Arbeitsalltag trotz starken Reizeinflüssen, Kontakt mit vielen Menschen und Stresssituationen so angenehm wie möglich gestalten:

1. Wohne so nah wie möglich an deinem Arbeitsplatz

Wenn du lange Fahrtzeiten zu deinem Arbeitsplatz benötigst, bedeutet das Stress. Schon mehr als jeweils 20 Minuten für den Hin- und den Rückweg können zu viel sein und an deinen Kräften zehren. Lasse dir durch lange Anfahrtszeiten nicht deine kostbare Lebenszeit rauben und ziehe es in Erwägung, näher zu deinem Arbeitsplatz zu ziehen.[41]

2. Tägliches Morgenritual: Tanke Energie

Beginne deinen Tag mit deinem persönlichen Morgenritual und ohne Smartphone. Starte deinen Tag in aller Ruhe. Verbinde dich nach dem Wachwerden mit dir selbst, mit deinem Herzchakra, dem Zentrum unseres elektromagnetischen Felds und setze eine Intention für deinen Tag. Visualisiere, wie du einen wunderbaren Tag verbringst, in deiner Kraft stehst und ausgeglichen bist. Musst du beispielsweise eine Präsentation vor Kollegen halten und versetzt dich solch eine Situation in Stress, wird es dir helfen, die Präsentation im Voraus zu visualisieren. Stelle dir den Raum vor, wo du deine Präsentation halten wirst, wie du vor deinen Zuhörern stehst und richte bereits imaginär deine Worte an sie. So kannst du dich mit der Situation vertraut machen, was dir dabei helfen wird, deine Energien in die richtige Richtung zu lenken. Vor allem aber: Gib dir morgens Zeit, erst einmal anzukommen, bevor du dich in deine Pflichten und Aufgaben stürzt. Atme tief in deinen Bauch ein und aus, trinke in aller Ruhe einen Tee oder starte mit anderen wohltuenden Ritualen in deinen Tag. Falls du Anregungen für eine Morgenroutine und Meditation suchst, empfehle ich dir gern das „*8 Minuten Journal*“ (erhältlich auf Amazon), was ich hierfür entwickelt habe und selber täglich anwende, um schöne Energien und Wunder in meinem Leben zu manifestieren. Wenn du die passende Meditation als MP3 dazu möchtest, schreib mir gern eine eMail oder schau auf meiner Webseite vorbei.

3. Bleibe in Achtsamkeit

Mit der Achtsamkeit, mit der du deinen Morgen begonnen hast, verbringst du auch deinen Tag. Wenn du dich darin übst, im Jetzt zu sein und die Geschehnisse um dich herum und alles andere, das passiert, einfach geschehen zu lassen und nicht zu bewerten, wirst du einen ruhigeren und entspannteren Tag verbringen. Interpretiere nicht immer alle deine Gedanken, alle Reize und Menschen, sondern lasse diese an dir vorbeiziehen. Beobachte und ordne nicht ein, bleib bei dir. Mache es dir zur Gewohnheit, dich und deine Gedanken während deines Tages regelmäßig zu reflektieren. Bemühe dich, beim Erledigen deiner Arbeit nicht ständig nur auf Autopilot zu laufen und deine Gedanken einfach so fließen zu lassen. Nimm immer wieder bewusste Atemzüge und verbinde dich mit deinem Inneren. Konzentriere dich dabei auf dein Herzchakra. Indem du deine Aufmerksamkeit auf dich richtest, schenkst du dir automatisch selbst Energie und erdest dich. Atme ruhig ein paar Atemzüge und nimm alles um dich herum wahr, ohne es zu bewerten – bleib dabei aber mit der Aufmerksamkeit in deiner Mitte. Dein

Fokus ins Aussen sollte unscharf sein, so als wenn deine Augen ins Leere schauen.[42]

4. Schütze dich und deine Gesundheit vor technischen Geräten

Verspürst du häufig während der Arbeit Kopfschmerzen, fällt dir die Atmung schwer, hast du Probleme damit, deine Konzentration aufrecht zu erhalten oder nimmst du andere Symptome wahr? Dann sind womöglich die elektronischen Geräte in deinem Büro daran Schuld. Nicht nur der WLAN-Router und dein Handy strahlen elektromagnetische Strahlungen aus, die dein Wohlbefinden beeinträchtigen können, auch der Feinstaub vom Drucker und den Druckerpatronen, sowie ein nahestehender Kopierer können dich unnötig belasten. Nutze lieber, wenn möglich, eine Internetverbindung über Kabel und schalte dein privates Handy während der Arbeit auf Flugmodus. Als Geschäftstelefon eignet sich eine kabelgebundene Alternative. Räume Zeiten ein, in denen du den Anrufbeantworter eingeschaltet lässt, um dich bewusst abzugrenzen und dich zu schonen. Ich habe mich aus diesem Grund sogar entschieden aus der Stadt wegzuziehen, da ich mit der Zeit immer stärker die WLAN-Energien aller Router und sonstigen elektronischen Geräte im Gebäude gespürt habe, besonders beim Einschlafen, wenn ich zur

Ruhe kommen wollte. Übrigens, der wahre Grund, warum 5G, WLAN, Handy, Funk, Radar, Neonlampen, Computer, radioaktive und atomare Strahlungen toxisch für alle Lebewesen sind, wurde schon 1945 von Wilhelm Reich nachgewiesen. Mit seinen Orgonakkumulatoren stellte er fest, dass die Orgonenergie – so nannte er den Äther damals, also die Energie um uns herum – dadurch überladen wird. Diese Überladung hat toxische Effekte auf Mensch und Tier. Dies erklärt auch, warum in der Nähe von 5G Masten die Vögel scharenweise tot vom Himmel fallen. Die Überladung beeinflusst auch das Wetter: kaum Regen und graublaue Dunstschleier der Luftverschmutzung sind ein Zeichen von toxischer Lebensenergie.[43]

5. Schone deine Energie und überarbeite dich nicht

Viele Menschen neigen dazu, sich bei der Arbeit zu verausgaben, da sie jemandem etwas beweisen möchten (oder sich selbst) und nach Anerkennung streben. Doch man muss nicht immer über seine Grenzen gehen, Überstunden machen und in kürzester Zeit mehrere Aufgaben erledigen. Überfülle nicht deine Agenda, plane deine Zeit realistisch ein. Lasse einfach mal los und mache pünktlich Feierabend. Erledige die Dinge, die wirklich möglich sind und strebe nicht immerzu Perfektionismus an. Je mehr du gibst, desto höher werden die Erwartungen deiner

Vorgesetzten oder Kunden– es ist nicht einfach, ein solch hohes Energielevel dauerhaft aufrechtzuerhalten. Höre auf deine Intuition, um im Voraus zu spüren, dass etwas zu viel sein wird und um einen Burn-Out zu vermeiden.

6. Achte auf eine gesunde Ernährung

Hochsensible Menschen reagieren oftmals auf Lebensmittelzusätze und Wirkstoffe aller Art sensibel. Aus diesem Grund sollte deine Ernährung ein wichtiges Thema sein. Verfalle nicht der Versuchung, während der Arbeit ungesunde Snacks einzunehmen und zu Mittag in der Kantine zu essen, da hier häufig mit Geschmacksverstärkern, minder qualitativen Lebensmitteln und billigem Öl gekocht wird. Häufig wird in Kantinen und Fast Food Restaurants nichts anderes als günstige Massenware produziert, die dazu noch ohne Liebe angerichtet wird. Sei es dir wert, deinem Körper und deiner Gesundheit etwas Gutes zu tun und bringe selbst gekochtes Essen zur Arbeit mit, um dich mit vollwertiger und hochwertiger Nahrung mit Vitalstoffen zu stärken. Isst du nicht in der Kantine, kannst du dich zudem vor zusätzlichen Stresssituationen wie hoher Lautstärke und Gesprächen über die Arbeit schützen.[44]

7. Mache deine Mittagspause zur Ruhepause

Vergeude nicht die kostbare Zeit deiner Mittagspause und verbringe sie nicht mit Gesprächen, die die Arbeit betreffen und beschäftige dich auch nicht mit Konflikten unter Kollegen oder anderen emotional aufgeladenen Themen. Hochsensible Menschen werden von ihren Arbeitskollegen häufig dafür geschätzt, stets ein offenes Ohr für ihre Probleme zu haben. Laden deine Kollegen öfters mal ihren Frust bei dir ab? Achte darauf, dass du nicht ausgenutzt wirst und dir deine Energie geraubt wird. Sei wachsam vor Energievampiren. Grenze dich hin und wieder ab und bleibe mit deiner Aufmerksamkeit bei dir. Das bedeutet nicht, dass du dich isolieren sollst – schließlich ist das auch keine Lösung und es ist auch wichtig, mit den Kollegen zu essen und das Netzwerk zu pflegen. Jedoch ist es eine Möglichkeit, deine Mittagspause hin und wieder nur mit einer Person zu verbringen, mit der du gerne Zeit verbringst und nicht mit Problemen zugeschüttet wirst. Gehe in deiner Mittagspause an die frische Luft, halte dich ein wenig in der Sonne auf oder setze dich barfuß ins Gras. Erde dich, um negative Energien abzugeben und frische Energie wieder aufzuladen. Ein wenig Bewegung und frische Luft bauen zudem Stress ab.[45]

Gönne dir aber auch immer wieder zwischendurch während deines Arbeitstages eine kleine Pause. Nimm dir Zeit (fünf bis zehn Minuten), etwas zu trinken, das Fenster zu öffnen, tief durchzuatmen und dich zu spüren. Vielleicht gibt es an deinem Arbeitsplatz einen Rückzugsort. Diese kurzen Auszeiten haben einen sehr hohen Entspannungswert.[46]

8. Gehe deinen Feierabend ruhig an

Beende deinen Tag so, wie du ihn begonnen hast. In aller Ruhe. Tanke neue Energie, indem du dich ein wenig zurückziehst. Vielleicht hast du die Möglichkeit, nach der Arbeit in den Park oder in die Natur zu gehen. Pflege persönliche Rituale zum Abschalten, verwöhne dich, wenn du den Tag über streng und leistungsbetont mit dir umgegangen bist. Nimm beispielsweise ein heißes Bad bei Kerzenlicht. Gebe dir Zeit, deinen Tag zu verarbeiten, dich zu entspannen und nur Zeit mit dir und deiner Familie zu verbringen. Achte außerdem auf ausreichend Schlaf und führe vor dem Schlafengehen keine stimulierenden Tätigkeiten mehr durch, um schneller einschlafen zu können. Schlaf ist die wichtigste Quelle für reichlich Energie, um in den neuen Tag zu starten.[47]

Kapitel 10

Energie Hygiene für Hochsensible: So wirst du negative Fremdenergien los und reinigst dein Energiefeld

Wie du dich von negativen Fremdenergien befreien kannst

Wenn es darum geht, wie du mit negativen Emotionen umgehen kannst, insbesondere mit solchen, die von anderen Menschen kommen und wie du dich vor diesen Gefühlen schützen kannst, sind nur zwei Schritte nötig.

Schritt 1

Mache dir bewusst, dass negative Energie im Grunde nur Energie ist. Negativ ruft vielleicht falsche Assoziationen hervor. Im Grunde genommen geht es um Energie, die dir nicht gut tut. Es gibt eine Skala des Bewusstseins von Dr. David Hawkins, der Emotionen/Energien nach Frequenzen eingeteilt hat. Energien bzw. Emotionen wie Scham, Schuld oder Angst schwingen ganz unten auf der Skala, während Liebe, Freude und Dankbarkeit ganz oben auf der Skala sind. Er bezeichnet hier negative Energien, also die Energien mit absteigender Frequenz als lebensfeindliche Energien und die positiven Energien als lebensbereichernde Energien.[48]

Wenn du nun also negative Gefühle in dir wahrnimmst, schwingt deine Energie auf der gleichen Frequenz wie die negativen Gefühle. Du fühlst dich schlecht, weil du auf die negativen Schwingungen reagierst. Wenn du mit diesen Schwingungen umgehen können möchtest, ist es wichtig, dass du verstehst, dass es sich um Energien handelt und diese im Grunde nichts Negatives sind, sondern lediglich deine Reaktion auf diese Energien negativ ist. Das Bewusstsein darüber, dass es sich nur um Schwingungen handelt, wird dir dabei helfen, dich zu erden. Bist du geerdet und stehst du in deiner Mitte, ist deine Wahrnehmung bewusster und es wird es dir automatisch leichter fallen zu unterscheiden, ob es sich um deine Energien oder die von jemand anderen handelt.

Schritt 2

Nimmst du negativen Energien in dir wahr, kann dir eine einfache Atemübung dabei helfen, diese wieder aus deinem System zu schaffen. Atme bewusst ein und mache einen tiefen Seufzer. Lasse alle negativen und schweren Energien los. Fühle in die Energie hinein. Resistenz und Ablehnung den Emotionen gegenüber verstärken diese meistens. Es hilft mehr, wenn du z.B. die Trauer in dem Moment anerkennst, richtig tief hineinspürst und diese dann ruhig ausatmest. Atme für eine Weile auf diese Weise, atme immer wieder ein und reinige deinen Körper beim Seufzen von den negativen Energien.[49] Zusätzlich kannst du das Tool „Zurück zum Absender“ anwenden, auf das ich im nächsten Kapitel noch einmal näher eingehe.

Wenn der Ursprung deiner Emotionen unklar ist

Kannst du den Ursprung deiner Emotionen bestimmen und bist dir dessen Sender bewusst, weise die negative Energie einfach von dir ab. Du hast immer eine Wahl und wenn dir bewusst ist, dass es nicht deins ist, was du in dem Moment spürst, schick die Energie einfach zurück zum Absender. Stellen wir uns einmal vor, du führst ein Telefonat mit einer guten Freundin, die allerdings einen schlechten Tag bei der Arbeit hatte und nur am Jammern ist und sich über das Leben beschwert. Ihre schlechte Laune zieht dich runter, da das Gespräch keine konstruktive Richtung einnimmt und es so scheint, als wollte sie einfach nur mal Dampf ablassen. Das drückt natürlich auf deine Stimmung. Du kannst in solch einem Fall zwei Dinge tun: Du kannst aktiv deine Aufmerksamkeit von ihrer Geschichte ziehen und auf etwas anderes richten. Das ist eine ganz einfache Vorgehensweise und ein simples Mittel, das jedoch meist nicht bewusst angewendet wird. Lausche deiner Intuition – was willst du wirklich und was tut dir gut? Du darfst dich abgrenzen, du musst die schlechte Stimmung deiner Freundin nicht aufnehmen und kannst ihr sagen, dass ihre Laune gerade so stark auf dich wirkt, dass du dich selbst schlecht fühlst. Lenke das Gespräch in eine andere Richtung. Sie wird sicher Verständnis haben. Andernfalls, wenn du nicht die Möglichkeit hast, das Thema zu wechseln und dich abzugrenzen, kannst du immer noch kontrollieren, wie du die Informationen bewerten möchtest. Fühlst du dich nach dem Gespräch schlecht, werde dir bewusst, inwiefern diese Emotionen direkt mit dir zu tun haben oder ob sie nur zu deiner Freundin gehören. Wenn du dir nicht sicher bist, wessen Gefühle oder Symptome du gerade verspürst und du nicht weißt, ob sie tatsächlich zu dir oder doch zu jemand/ etwas anderen gehören, kannst du folgendes Tool anwenden.

ENERGIE RITUAL

"Ist das meins"?

Egall in welcher Situation du dich befindest, wenn du starke Emotionen spürst oder sogar physische Schmerzen wie Migräne oder Magenbeschwerden, stell dir zuerst immer die Frage „Ist das meins?“ und lausche auf die Antwort deiner Intuitin. So findest du immer den Ursprung der Energien und weißt, was zu tun ist.

1. Atme tief ein und nimm wahr, was du gerade fühlst, denkst, wo dich dein Körper schmerzt und wie sich dieser Schmerz anfühlt. Wo genau spürst du ihn in deinem Körper? Richte deine Aufmerksamkeit auf diese Stelle oder das Gefühl.
2. Frage dich: "Ist das meins? Gehört es mir oder jemand anderem?". Antwortet dir deine Intuition mit Nein, ist es nicht wichtig zu wissen, wem diese Emotionen und Gefühle gehören.
3. Wenn die Gefühle nicht dir gehören, reicht es, wenn du denkst oder sagst: „Ich schicke alle Energien, die nicht mir gehören zurück zum Absender“ und lasse sie damit los.

Du wirst dich nach Anwendung dieses Tools sofort leichter fühlen. Du kannst es jederzeit nutzen, wenn du von mehreren Menschen umgeben warst, beispielsweise nach dem Fahren mit der U-Bahn, nach einem Konzert und wenn du das Gefühl hast, in den Schultern verspannt zu sein, wenn du dir also tatsächlich Energien aufgeladen hast, die du spürst. Bei einem gemeinsamen Essen habe ich beispielsweise plötzlich Herzstiche bekommen und habe diese Technik angewandt. Dies gab mir das Bewusstsein, dass jemand in der Runde Herzprobleme hat, aber ich habe die Energie zurückgeschickt und die Symptome verschwanden. Ich habe nicht gefragt, wem diese Symptome gehören, aber das hätte ich tun können.

In manchen Situationen wird es dir womöglich schwer fallen, den Schwingungen deiner Mitmenschen auszuweichen und deine Aufmerksamkeit in andere Richtungen zu lenken. Beispielsweise wenn dein Chef gestresst im Meeting auftaucht und durch seine Gestik, Mimik und Stimmlage seine Nervosität auf dich und die anderen Kollegen überträgt oder jemand eine abwertende Bemerkung äußert. In solch einem Fall kannst du energetische Methoden anwenden und dir beispielsweise ein emotionales Schutzschild bauen. Wie das funktioniert, zeige ich dir im nächsten Abschnitt.

So löst du dich von festgesetzten negativen Energien

Haben sich bereits seit längerer Zeit negative Energien und Schmerz in deinem System festgesetzt, weil du in der Vergangenheit ein Trauma durchlebt hast und du an alten Glaubenssätzen festhältst, wie zum Beispiel dass du etwas nicht kannst, dass du für etwas nicht gut genug oder zu ängstlich bist oder du alte Gewohnheiten aufrecht erhältst, wie sich ständig Sorgen machen etc., kannst du diese Energien mit der folgenden „Energie-Freisetzungs-Technik“[50] loslassen, deinen Energiefluss wiederherstellen und die Kraft, mit der du an diesen negativen Gefühlen festhältst, umwandeln.

Frei fließende Energie ist wichtig für unser Wohlbefinden und unsere Gesundheit. Da es viel Kraft kostet, an Schmerz festzuhalten, kannst du dir vielleicht vorstellen, wie viel Energie mit dieser Technik freigesetzt und in andere Richtungen gelenkt werden kann. Mit diesem Tool kannst du sofortige Heilung erfahren, also sei nicht überrascht, wenn die negativen Emotionen und Gefühle sofort weg sind. Es ist meist nur der innere Widerstand, der keine Veränderung zulässt.

ENERGIE RITUAL

„Energie-Freisetzungs-Technik“

Du kannst die „Energie-Freisetzungs-Technik“ im Stehen oder Sitzen durchführen, im besten Fall an einem ruhigen Platz, wo du ungestört bist.

1. Wo in deinem Körper spürst du die Emotion? Lege deine Hände auf diese Stelle an deinem Körper. Wie fühlt es sich an und wie sieht der Schmerzkörper aus? Ist er schwer, dick, dicht oder klebrig? Hat er eine Farbe? Manchmal kann man den Schmerzkörper spüren aber nicht sehen, sowie auch umgekehrt.
2. Nehme dir einen Moment Zeit, um herauszufinden, woran du festhältst (an Gefühlen, Emotionen, Glaubenssätzen,...). Stell dir die Frage: Was liegt darunter? Und lausche auf Antworten. Gib dir Zeit für diesen Prozess.
3. Fordere nun die störende Energie auf, sich von dir zu lösen, indem du laut oder leise die Worte „Ich löse diese Energie von mir und schicke sie ins Universum“ aussprichst. Erlaube der Energie zu fließen und beobachte, wie sich die Energie bewegt, wohin sie sich bewegt und wie sie durch die natürlichen Energiekanäle deines Körpers fließt.
4. Beobachte, wo die Energie hinfließen möchte und erlaube ihr, so lange zu fließen, bis sie an einem Punkt stehen bleibt. Das kann beispielsweise an deinen Füßen, deinen Händen

oder jeder anderen Stelle deines Körpers sein. Wiederhole dann die Worte „Ich löse diese Energie und schicke sie ins Universum“ mehrmals. Wie fühlst du dich nun? Es ist sehr gut möglich, dass sich die Energie bereits beim ersten Durchführen dieser Technik gelöst hat. Manchmal bewegt sie sich nur ein bisschen und du brauchst mehrere Runden für diesen Prozess.

5. Wiederhole bei Bedarf alle Schritte, bis sich die negativen Gefühle oder Schmerzen gelöst oder verändert haben.

Wenn es dir hilft, kannst du deine Hände zur Hilfe nehmen, um die Energie auszuleiten. Deine linke Hand ist die aufnehmende Hand und die rechte die ableitende Hand. Lege deine linke Hand auf die betroffene Stelle im Körper und atme den Schmerz über deine linke Hand ein. Zieh die Energie über deine Arme in die rechte Hand und lasse sie aus der rechten Hand hinausfließen.

Nimm dir nach dieser Übung ruhig einen Moment Zeit und stelle dem Universum folgende Fragen wie z.B.: „Was möchte mir das Universum jetzt für Möglichkeiten bieten?“ oder „Was brauche ich in diesem Moment?“.[51]

Reduziere deinen Internet- und Medienkonsum

Ständig werden wir von Informationen berieselt. Sei es über das Smartphone, den Fernseher, Werbeanzeigen, Zeitungen oder das Radio. Diese Medien können deine Sinne durch ihre tägliche Präsenz nicht nur leicht überfluten, sondern nehmen auch durch ihre elektromagnetische Strahlung starken Einfluss auf uns. Minimiere deinen Konsum von Internet und Medien so gut es dir möglich ist und gönn dir öfters eine Offline-Zeit, um dich von all den Informationen aus der virtuellen Welt und der Strahlung zu schützen. Stelle dein Handy so oft es geht auf lautlos und nachts auf Flugmodus, sodass die elektromagnetische Energie nicht unnötig auf dich einwirkt. Konsumiere bestenfalls weniger Nachrichten, da diese zum Großteil schlichtweg negativ sind und eine niedrige Schwingung haben, wodurch auch deine Energie auf einer niederen Ebene schwingt (Gesetz der Resonanz). Konfiguriere beispielsweise deine E-Mails oder Whatsapp so, dass du keine Benachrichtigung erhältst, wenn du eine neue Nachricht bekommst. Rufe einfach nach Bedarf deine E-Mail ein- oder zweimal täglich ab, das ergibt eine enorme Zeitersparnis und somit weniger Stress. Kleine Dinge wie diese im Alltag reduzieren deinen Stress maßgeblich. Halte deine Informationsüberflutung so gering wie möglich!

Reinige dich von elektromagnetischer Strahlung

Um dich von der elektromagnetischen Strahlung zu reinigen, die über den Tag auf dich eingewirkt hat, kannst du am Abend eine von Dr. Bradley Nelson entwickelte Methode anwenden.[52] Du brauchst hierfür nur einen Magneten – einen ganz gewöhnlichen, der vielleicht an deinem Kühlschrank haftet. Ein ganz normaler Kühlschrankmagnet ist ein sehr kraftvolles Tool, das du nutzen kannst, um dich zum einen von elektromagnetischer Strahlung elektrischer Geräte zu lösen, zum anderen kannst du ihn auch nutzen, um dich von in dir festgesetzten Emotionen zu befreien.

Du fragst dich nun bestimmt, wie dir ein einfacher Magnet helfen kann. Da auch du aus Energie bestehst, musst du eine andere Form von Energie anwenden, um die Balance in deinem elektromagnetischen Feld, deiner Aura, wiederherzustellen. Japanische Wissenschaftler fanden 1956 heraus, dass in unserem Körper sowohl elektrische als auch magnetische Kräfte wirken, indem sie den Körper elektromagnetischen Pulsen aussetzten, und so elektrische Veränderungen erzeugten und auf zellulärer Ebene den Zellstoffwechsel veränderten. Ein einfaches physikalisches Gesetz besagt, dass immer, wenn es elektrische Aktivität gibt, ein magnetisches Feld entsteht. Gedanken sind Energie und eine Intention ist eine besonders kraftvolle Form von Energie. Setzt du die Intention, in dir festgesetzte negative Energien zu lösen, setzt du bereits eine Menge Energie frei, um deine Intention zu erfüllen. Indem du aber zusätzlich einen Magneten anwendest, verstärkt sich die Kraft noch mehr und geht über die eigentlichen Kapazitäten der Kraft deines Gedanken hinaus und trägt diesen in das Energiefelds deines Körpers, sodass du deine Intention ganz einfach erreichen kannst.

ENERGIE RITUAL

1. Nimm dir einen Magneten zur Hand. Dieser verstärkt die Kraft deiner Gedanken und hilft dir dabei, die Intention, deinen Körper von der elektromagnetischen Strahlung zu befreien, zu erfüllen.
2. Streiche den Magneten nun über deinen Lenkermeridian, von deinem Scheitel angefangen über die Mitte deines Kopfes bis hinten in den Nacken.
3. Setze dabei die Intention, dass alle schädlichen elektromagnetischen Strahlungen aus deinem Körper und Energiefeld gelöst werden sollen. Du kannst es denken oder laut aussprechen. Ich sage meistens, „entferne alle elektromagnetische Strahlung aus meinem Körper“ während ich mit dem Magneten von der Stirn über die Kopfmitte bis in den Nacken streiche. Das ganze mache ich dreimal.

In der Traditionellen Chinesischen Medizin (TCM) geht man davon aus, dass Meridiane den gesamten Körper durchziehen und unsere Lebensenergie über sie verteilt wird. Zudem sitzen die Akupunkturpunkte auf den Meridianen, über die sich der Fluss der Lebensenergie beeinflussen lässt. Um deiner Intention Kraft zu verleihen, halte den Magneten auf den Lenkermeridian bzw. das Lenkergefäß, wo Energie angesammelt wird und eine Verbindung mit allen anderen Meridianen besteht, sodass diese mit Energie versorgt werden. Der Lenkermeridian beginnt in der Mitte der Oberlippe und reicht bis hoch über den Kopf und verläuft weiter entlang der Wirbelsäule bis zum Steißbein. Du kannst selbstverständlich auch jeder anderen Intention mit diesem Tool mehr Kraft verleihen und den Magneten auch nutzen, um andere festgesetzte Energien zu lösen.[53] Mehr zu diesem Thema findest du im Buch „Der Emotion Code“ von Dr. Bradley Nelson.

Wenn energetische Verbindungen nicht gut tun: Energieschnüre lösen

Wir leben in einem Universum aus Energie, mit dem wir eng verbunden sind. Jeder von uns ist mit der Quelle, der Kraft des Universums, verbunden. Du hast eine

Energieschnur, einen unsichtbaren Energie- und Kommunikationsstrang, der dich mit dieser Kraft verbindet. Die Energieschnur zum kosmischen Bewusstsein (oder zum Schöpfer, Gott, der universellen Lebensenergie, Mutter Natur etc.) kann dünn oder kräftig und breit sein. Wir alle sind mit der Urquelle über unser Kronenchakra verbunden. Dein Leben verläuft umso harmonischer, je stärker diese Verbindung ist. Du kannst deine Verbindung auf verschiedene Weisen stärken und vertiefen. Vielleicht stärkst du deine Anbindung durch Yoga, Meditation oder Aufenthalte in der Natur, vielleicht sind es aber auch andere Tätigkeiten, wie zum Beispiel Tanzen, Zeichnen, Singen oder die Zeit, die du ganz allein mit dir verbringst. Der Weg, um die Verbindung zur Urquelle zu stärken, kann individuell sehr unterschiedlich sein.

Du verfügst aber auch noch über weitere energetische Verbindungen, die dich an die dich umgebende Welt, Menschen, Orte und Dinge binden. Diese entstehen, wenn eine Affinität vorhanden ist, also eine Übereinstimmung der Frequenzen zu einer Person, einer Idee, einem Gegenstand etc., sodass man sich hingezogen fühlt. Nicht alle Energieschnüre sind stärkend, sondern können auch schwächend sein und dich auslaugen. Manche Stränge sind so dünn, dass sie Spinnenweben gleichen und nur kurzlebig sind, andere wiederum sind dick wie ein Seil oder haben die Kraft eines Flusses. Manche

Energieschnüre kommen aus deiner Vergangenheit und begleiten dich durch mehrere Phasen deines Lebens. Sie fungieren als Übermittler und können starke Gefühle wie Angst oder Liebe, Schmerzen, Wohlbefinden sowie Weisheit und Wissen besonders schnell transportieren.

Interagierst du mit einem anderen Menschen, entstehen zwischen euch Energieschnüre, die dich energetisieren oder auch auslaugen können. Durch diese Verbindungen kann man Energie geben oder empfangen und tauscht zeitgleich mit dem anderen Menschen Energie und Informationen aus. Durch die bestehenden Verbindungen sind Energieabflüsse möglich, die ein Gefühl von Erschöpfung hinterlassen oder auch einen Energieschub geben können. Bestimmt erinnerst du dich an ein Gespräch mit einer anderen Person, nachdem du dich kraftlos oder vielleicht auch beschwingt gefühlt hast. Fühlst du dich nach einem Gespräch müde, hat nur eine einseitige Übertragung von Energien zwischen euch beiden stattgefunden. Je stärker man mit einem anderen Menschen emotional gebunden ist, desto stärker ist auch die energetische Verbindung. Deshalb spüren Mütter es immer sofort, wenn ihre Kinder in Schwierigkeiten oder in Gefahr sind. Energieschnüre ermöglichen es, einen anderen Menschen zu spüren und zu wissen, was dieser denkt oder fühlt, auch wenn man von diesem mehrere Tausend Kilometer getrennt ist.[54]

Es ist aber auch möglich, Informationen über eine andere Person zu erhalten oder diese sogar zu kontrollieren und zu manipulieren und nicht nur liebevolle, sondern auch bösartige Gedanken über die energetische Verbindung fließen zu lassen. Energieschnüre verlaufen meist von unserem Energiezentrum knapp oberhalb des Bauchnabels, dem Solarplexus, zum Solarplexus der anderen Person, können aber auch von anderen Körperstellen wie vom Scheitelpunkt des Kopfes, dem Bereich des dritten Auges, vom Herz- oder auch dem Wurzelchakra ausgehen. Diese energetischen Verbindungen werden meist nur unbewusst wahrgenommen, medial veranlagte und hellsichtige Menschen können sie sogar sehen. Wie also kann man sich von negativen Energieschnüren lösen? Bevor du dich ans Durchtrennen von energetischen Verbindungen machst, solltest du dir Gedanken über die tiefer liegenden Gründe machen, die zu diesen Verbindungen geführt haben und diese heilen und lösen. Tust du das nicht, wird sich das Durchtrennen einer Energieschnur nur als kurzfristige Lösung entpuppen. Denn wenn du nicht verstehst, warum diese Energieschnur überhaupt da ist und die eigentliche Ursache nicht zuerst heilst, wird sie sich selbst wiederherstellen. Verurteile zudem nicht die Person, mit der du energetisch verbunden bist, denn eine solche Verbindung könnte gar nicht bestehen, wenn du der anderen Person nichts geben würdest, woran sie sich heften könnte.[55]

ENERGIE RITUAL

„Wie du ungesunde Energieschnüre lösen kannst“

Bist du dir sicher, dass du bereit bist, die Energieschnur zu einer Person zu durchtrennen, kannst du folgende zwei Methoden anwenden:

1. Durchtrenne die Energieschnur mit einem Messer: Visualisiere hierfür ein Messer und stelle dir vor deinem inneren Auge vor, wie du mit diesem die Schnur zur anderen Person durchschneidest.
2. Bitte Erzengel Michael um Hilfe: Bitte ihn darum, alle energetischen Verbindungen zu durchtrennen, die du nicht mehr benötigst. Rufe ihn in tiefer Dankbarkeit und sage ihm, dass du erkennst, warum diese Verbindung besteht und dass du deine Lektion daraus gelernt hast und nun bereit bist, loszulassen und dich zu befreien. Bitte Erzengel Michael, die Verbindungen zwischen euch zum Besten aufzulösen und zu verwandeln, damit Vergebung und Friede zwischen euch fließen kann.

Wenn ich mit dem BodyCode von Dr. Nelson arbeite und zu dem Thema Energieschnüre geführt werde, frage ich erst, ob es sich um eine gesunde oder ungesunde Verbindung handelt und finde heraus, zu wem diese Energieschnur (Cording) fliesst. Ich löse dann nur ungesunde

Verbindungen mit dem Magneten so wie man auch festsitzende Emotionen aus dem Körper lösen kann – das funktioniert genauso gut wie obige Methoden. Es führen immer mehrere Wege nach Rom ☺. Einige spiriutelle Lehrer empfehlen sogar, sich jeden Abend von allen Energieschnüren zu befreien. Ein Hinweis auf eine Energieschnur ist übrigens, wenn du ganz oft an jemand denken musst.

Reinige dich im Solebad von negativen Energien

Fühlst du dich energetisch müde oder matt und hast du das Gefühl, schwere oder negative Energien durch Stress, Wut oder andere starke Emotionen aufgenommen zu haben oder fühlst du dich physisch krank, hilft dir ein Solebad, also ein Salzwasserbad, diese aus deinem Körper zu entfernen. Die positiven gesundheitlichen Wirkungen von Salzwasser sind bereits seit langer Zeit bekannt. Ein Salzbad ist eine wunderbare Methode, deinen Körper zu entgiften und deine Aura von negativen Fremdenergien zu reinigen. Aber nicht nur dein Energiekörper wird gereinigt, auch dein physischer Körper und dein Immunsystem werden gestärkt.

ENERGIE RITUAL

1. Um dich von negativen Energien zu reinigen, streue ca. 500g Meersalz oder Epsomsalz (dieses Bittersalz gilt als Heilmittel) in dein warmes Badewasser, welches die tolle Eigenschaft hat, Energien aufzusaugen und zu binden. Gib keine Badezusätze oder Seife hinzu, da sonst die Wirkung des Epsom Salzes gestört werden könnte.
2. Bleibe etwa 15 bis 20 Minuten bis zum Hals im Wasser.
3. Wenn du möchtest, kannst du visualisieren, wie alles Negative aus deinem Körper und deiner Aura gezogen wird und dich während des Badens von den negativen Energien verabschieden, indem du ein paar tiefe Atemzüge nimmst und sie bewusst ausatmest. Notwendig ist das aber nicht, die Wirkung des Solebads entfaltet sich auch ohne zusätzliche Visualisierung.

Wenn du keine Badewanne besitzt, kannst du auch ein Fußbad nehmen. Die Füße eignen sich ebenfalls sehr gut, da sie viele Nerven und Meridianpunkte enthalten, die mit dem ganzen Körper verbunden sind. Alternativ kannst du auch eine Salzdusche nehmen. Hierfür reinigst du deinen Körper zunächst mit Wasser und Seife und reibst dich dann vorsichtig mit feinem Salz oder Salzpeeling ein. Die Wirkung des Salzwassers ist sehr stark, sodass ein bis zwei Behandlungen pro Woche je nach Bedarf ausreichen. Da durch das Salzbad deinem Körper viel negative Energie entzogen wird, solltest du dir unbedingt im Anschluss eine Ruhephase gönnen. Ich gönne mir regelmäßig im Winter beispielsweise auch einen Besuch in der Therme oder Salzoase aus genau diesen Gründen.

Kapitel 11

Tipps für täglich neue Kraft und mehr Lebensenergie im Alltag

Wir alle kennen diese Tage, an denen man sich einfach müde und abgeschlagen fühlt. Das betrifft nicht nur hochsensible Menschen, sondern alle, die dem Rhythmus der Hektik im Alltag verfallen sind. Um resistenter gegen Stress zu werden und bestmöglich auf unerwartete Stressmomente vorbereitet zu sein, tanke deine Energiereserven regelmäßig in der Natur auf. Die Natur ist unsere größte Kraftquelle. Regelmäßige Auszeiten in der Natur schenken dir Momente des Innehaltens und neue Power. Für nicht-hochsensible Menschen mag ein Tag im Büro ohne Mittagspause und ein Treffen mit Freunden am Abend selbstverständlich klingen, für dich sind allerdings regelmäßige Pausen zum Entspannen sehr wichtig, sonst dreht sich dein Kopf. Wenn du dir täglich Platz für kleine Ruhe- und Entspannungspausen in der Natur einräumst, wirst du weniger reizüberflutet sein. In Japan ist man sich der heilenden Wirkung der Natur bereits seit langer Zeit bewusst, sodass man sie in die ganzheitliche Gesundheitsvorsorge integriert hat. Dort ist Shinrin-Yoku (zu Deutsch „Waldbaden") seit den 1980er Jahren eine anerkannte Heilmethode gegen Stress. Japanische Forscher belegen, dass Menschen, die sich in bewaldeten Gebieten ansiedeln, seltener an Krebs erkranken, als Menschen die in Regionen ohne Wald leben.[56]

Dies liegt unter anderem daran, dass Bäume und Pflanzen *Prana*, also Lebensenergie, aus dem Sonnenlicht, dem Wasser aus dem Erdboden und Prana aus der Luft aufnehmen und überschüssiges *Prana* ausströmen. Gehe also öfters im Wald spazieren, entspann dich am See, setze dich auf eine Parkbank und lass dir ein paar Sonnenstrahlen ins Gesicht scheinen. Lausche den Klängen der Natur, nimm ein paar tiefe Atemzüge und saug die Energie auf, die die Natur dir zu schenken hat. Wenn dir danach ist, kannst du das Wesen eines Baumes direkt ansprechen und bitten dir zu helfen, kraftvoll und gesund zu sein.

Auch über deine Handflächen kannst du von einem Baum bewusst neue Energie aufnehmen, indem du dich an einen Baum stellst, deine Handinnenflächen öffnest, an den Baum legst und dich auf auf diese konzentrierst.

Atme einige Male tief ein und aus, praktiziere einige Minuten tiefe Prana-Atmung (im nächsten Abschnitt erfährst du, wie die Technik genau funktioniert), bis du in deinen Hände oder deinem ganzen Körper ein Kribbeln durch die enorme Menge des aufgenommenen Pranas verspürst. Es ist tatsächlich etwas dran, warum es so gut tut, einen Baum zu umarmen ;-). Mache das Energie tanken zu einem regelmäßigen Ritual und suche dir einen Ort in der Natur, der dir Sicherheit und Geborgenheit gibt, ein Platz, an dem du dich regelmäßig zurückziehen und „Ich-Zeit" verbringen kannst. Vielleicht findest du deinen Kraftort bei einem großen, starken Baum im Wald oder im Garten.

Wenn du in der Stadt lebst und kein Wald oder See in der Nähe ist und es auch sonst nicht viel Natur um dich herum gibt, reicht auch ein kleiner Park. Laufe barfuß über die Erde und das Gras, stelle Kontakt zur Erde her, um das im Erdboden enthaltene Prana aufzunehmen. Durch den direkten Kontakt zur Erde werden Elektronen von der Erdoberfläche in deinen Körper übertragen. Aktuelle Forschungen zeigen, dass der direkte Kontakt zur Erde (Grounding bzw. Earthing) einen großen gesundheitlichen Nutzen hat.[57] Die Schwingungen der Erde wirken sich positiv auf unsere Körperfunktionen aus, indem durch den direkten Kontakt zum Boden ein stabileres bioelektrisches Feld für unser Gewebe, unsere

Zellen und Organe geschaffen wird. Diese Schwingungen können bei Schwankungen der Körperfunktionen, wie zum Beispiel der erhöhten Ausschüttung von Cortisol bei Stress sehr hilfreich sein. Auch akute und chronische Entzündungen können durch den direkten Kontakt mit der Erde gelindert werden. Wie neueste Studien belegen, können gesundheitliche Beschwerden wie unter anderem Schlafprobleme und Schmerzen durch den regelmäßigen Kontakt mit der Erde reduziert, sowie das Immunsystem gestärkt werden.

Übrigens: Unser Körper wird durch die Erdung zu einer Erweiterung des ganzen elektrischen Systems der Erde und kommt dadurch in eine natürliche Harmonie, wie der Nobelpreisträger Richard Feynman feststellte, der sich mit Elektromagnetismus auseinandersetzt.[58] Die Energie der Natur können wir mit unseren Händen über die Luft und im direkten Kontakt mit den Bäumen aufnehmen, aber auch abgeben. Sie fungieren wie Kanäle. Energie befindet sich überall um uns herum und du kannst dich ganz einfach damit aufladen.

ENERGIE RITUAL

So nimmst du neue Energie mit der Hilfe der Natur auf:

◊ Aktiviere die Energieaufnahme-Kanäle in deinen Handinnenflächen, indem du sie fest aneinander reibst und halte sie dann an einen Baum – schon beginnt es zu kribbeln und du nimmst die kraftvolle Energie des Baumes auf. Vielleicht ist dir auch danach, den Baum zu umarmen und auf diese Art von seiner kraftvollen Energie zu tanken. (Sich erden / Grounding)
◊ Du kannst die Energie der Natur auch ganz einfach aufnehmen, indem du einfach die Intention setzt, Energie zu empfangen und deine Handinnenflächen zuerst aktivierst indem du sie aneinander reibst. Halte nun deine Handinnenfläche nach oben. Die linke Hand nimmt Energie auf, die recht Hand gibt negative Energie, Müdigkeit und Schmerz ab.

Aufenthalte in der Natur erden dich und schenken dir Kraft, um konzentrierter bei der Arbeit zu sein und am Abend auch noch die Energie dazu zu haben, Freunde zu treffen. Hat es einmal an einem besonders stressigen Tag mit den kleinen Pausen nicht geklappt und möchtest du diesen Tag einfach nur noch hinter dir lassen, kannst du den Tag einfach abschütteln. Schüttle deinen Tag ab, wie ein Hund sich schüttelt, wenn er nass ist.[59] Lasse die Energie frei fließen, indem du deinen Körper bewegst, wie er sich gerade bewegen möchte – vielleicht indem du 5 Minuten zu deiner Lieblingsmusik tanzt. Dein Körper weiß, wie er sich von selbst reguliert. Durch das Schütteln setzt du ebenfalls Energie im Körper frei. Im Qi Gong ist dies eine der Grundübungen.

Wie du mehr Energie durch Prana-Atmung auftanken kannst

Die Prana-Heilung nach Grandmaster Choa Kok Sui[60], einem philippinischen Heiler, ist eine weitere großartige Möglichkeit, dich von negativen Energien, aufgestaute Emotionen und Stress zu lösen, neue Energie aufzutanken und wieder in deine Balance zu kommen. Es handelt sich hierbei um eine ganz einfache Methode, die auf den Gesetzen der kosmischen Lebensenergie – Prana (ein Sanskritwort) – beruht und ganz schnell erlernbar ist. Du findest sicherlich einen Wochenendkurs in deiner Nähe, wenn dich das Thema interessiert. Prana, die Lebensenergie, die uns alle nährt, befindet sich überall um uns herum. Ohne sie könnten wir gar nicht existieren. Der Prozess der Aufnahme frischen Pranas und der Abgabe verbrauchten Pranas läuft völlig unbewusst ab. Du kannst deinen Körper aber auch bewusst mit zusätzlicher Lebensenergie füllen. Die Prana-Heilung umfasst verschiedene Techniken, die du ganz einfach im Alltag anwenden kannst, um Stress abzubauen und deine Energiereserven wieder aufzufüllen. Das Tanken von Prana durch Solebäder und das Aufnehmen von Erd-Prana beim Barfußlaufen über Erde hast du bereits kennengelernt.

In diesem Abschnitt möchte ich dir Techniken der Prana-Atmung vorstellen, wobei das in der Luft enthaltene Prana (sog. Luft-Prana) aufgenommen wird. Prana-Atmung wird auch im Yoga praktiziert. Hierbei wird tief, langsam und rhythmisch in den Bauch geatmet, um mehr Prana beim Einatmen aufzunehmen und das Prana, das sich in deinem Körper befindet, besser zum Zirkulieren zu bringen. Im Alltag atmen wir meist flach und nur über den Brustbereich. Werde achtsamer, und praktiziere stattdessen Bauchatmung!

ENERGIE RITUAL

So funktioniert die Prana-Atmung (7-1-7-1 Technik)[61]:

1. Um deinen Energiekreis zu schließen und um den Energiefluss in deinem Körper zu steigern, leg deine Zunge oben an den Gaumen. Hierdurch schließt sich der Kreislauf zwischen den Meridianen deiner vorderen und hinteren Körperseite.

2. Wenn du diese Übung im Sitzen durchführst, kannst du deine Hände vor deinem Körper ineinanderlegen.
3. Atme 7 Sekunden tief und bewusst über deine Nase, langsam in deinen Bauch hinein, wobei sich dein Bauch ganz natürlich ausdehnt und wölbt (Bauchatmung).
4. Halte dann eine Sekunde lang inne und die Luft an.
5. Atme danach 7 Sekunden ganz langsam, locker und zwanglos über deine Nase wieder aus. Hierbei zieht sich dein Bauch zusammen.
6. Halte dann wieder eine Sekunde lang inne und die Luft an, bevor du erneut durch die Nase einatmest. Wiederhole diesen Atemrhythmus zehn Mal.
7. Um den Zyklus deiner Prana-Atmung zu schließen, atme für 12 bis 14 Atemzüge lang normal weiter.

Lege anfangs deine Hand auf deinen Bauch, um deine Atmung richtig zu spüren. Probiere auch einen Rhythmus von 6 - 3 - 6 - 3 aus. Vielleicht empfindest du diese Zählzeiten als angenehmer, da sie dem natürlichen Atemrhythmus näher kommen. Diese Atemtechnik ist sehr unauffällig, sodass du sie zu jeder Zeit und an jedem Ort durchführen kannst. Es heißt, dass wir Prana in der Pause zwischen den Atemzügen aufnehmen. Aber nicht nur in der Luft, auch im Sonnenlicht ist Energie enthalten, das sogenannte Sonnen-Prana. Vermeide möglichst lange Sonnenbäder, da zu viel Sonnen-Prana deinem Körper schaden kann. Um die frische Energie aus dem Sonnen-Prana aufzunehmen, reicht schon ein 5-minütiges Sonnenbad. Führe die Prana-Atmung durch und visualisiere dabei, wie die Energie der Sonne deinen ganzen Körper durchströmt und bedanke dich für neue Lebensenergie und Heilung. Führst du die Techniken der Prana-Heilung regelmäßig durch, schaffst du die Voraussetzung, dass dein Energiekörper ausgeglichen und voller Energie bleibt.

Zum Abschluss gebe ich dir noch ein Mudra mit auf den Weg, welches du jederzeit und überall anwenden kannst, wenn du dich müde und abgespannt fühlst und einen Energieschub brauchst.

ENERGIE RITUAL

Prana Mudra (Pran Mudra)

1. Leg die Fingerkuppen von Daumen, Ringfinger und kleinem Finger aufeinander und drück diese sanft zusammen.
2. Zeige- und Mittelfinger strecken sich parallel nach oben.
3. Deine Hände können dabei locker auf deinen Oberschenkeln liegen oder du hälst die Hände einfach vor dich, wenn du die Übung im Stehen machst. Entspanne Deine Schultern.

Führ diese Übung ruhig mehrmals täglich für ein paar Minuten lang durch. Wenn du sehr feinfühlig für Energie bist, wirst du sofort einen Energieschub bzw. eine Veränderung spüren. Sie hilft bei Müdigkeit, Abgespanntheit und Nervosität. Es heißt auch, dass es hilft, die Sehstärke zu verbessern.

Tipp: Je mehr Spannung Du auf die gestreckten Finger gibst, desto mehr wirst Du spüren. Falls du Probleme hast, dir die Fingerstellung vorzustellen, google nach einem Bild zu „Pran Mudra".

Nachwort

Auch wenn es manchmal eine echte Herausforderung sein kann, hochsensibel zu sein, kannst du mit einem besseren Verständnis deiner Sensibilität und deiner empathischen Fähigkeiten den Einfluss deiner Hochsensibilität auf dein Leben besser kontrollieren.

Wenn du die in diesem Buch aufgezeigten Tools mehrmals übst, bis du sie verinnerlicht hast und dich nicht mehr daran erinnern musst, dir ein energetisches Schutzschild zu bauen, wird es völlig natürlich und wie auch das Zähneputzen zu deiner Morgenroutine gehören. Du wirst merken, wie negative Energien nicht mehr so einfach Einfluss auf dich nehmen können, wenn du Vertrauen in deine Intuition findest, dich von energetischen Verbindungen löst, die dir nicht mehr gut tun und regelmäßig bewusst neue Energie auftankst.

Es ist nicht immer leicht, allein auf sich gestellt zu sein und einen passenden Weg zu finden, mit der Hochsensibilität umzugehen. Suche über Foren und soziale Netzwerke Kontakt zu anderen hochsensiblen Menschen, um dich über eure Erfahrungen auszutauschen. Auch Berater, und Coaches können dich auf deinem Weg unterstützen. Scheue dich also nicht, Kontakt mit Menschen aufzunehmen, die sich mit dem Phänomen auskennen.

Ich hoffe, dass du mit diesem Buch nun praktische Tools zur Hand hast, die dir dabei helfen, das Beste aus deinen empathischen Fähigkeiten herauszuholen und voll in deine Kraft kommen kannst! Ich lerne gerne aus Büchern, integriere besonders praktische Übungen jedoch besser, wenn ich es live gezeigt bekomme, entweder per Video in einem Online-Kurs oder in einem Live-Workshop mit anderen Teilnehmern zum Üben. Aus diesem Grund gibt es das Wissen aus diesem Buch und viele weitere Körperübungen und Energietechniken zusätzlich als Online-Kurs. Weitere Ressourcen zum Buch, regelmäßige Inspiration und gleichgesinnte Frauen findest du auch in meiner Facebook Gruppe „Hochsensibel durch den Alltag“. Ich würde mich freuen, dich in unserem Bliss Tribe begrüssen zu dürfen.

Herzlichst,

Jeannette

Endnoten

Literaturverzeichnis

[1] Elaine N. Aaron (2018): *Sind Sie hochsensibel?* 12. Aufl. München: Mvg Verlag.

[2] Tom Mögele (2018), *Das MindFlow-Konzept – Wie Sie durch Nichttun und Nichtwollen alles erreichen*, Rosenheim, Momanda.

[3] Cyndie Dale (2014): *Das Handbuch der Energiemedizin: Der Energiekörper des Menschen in der Praxis.* München, Lotos Verlag.

[4] Die Welt: *WHO warnt vor Krebsrisiko durch Handystrahlung.* Unter: https://www.welt.de/gesundheit/article13406108/WHO-warnt-vor-Krebsrisiko-durch-Handystrahlung.html (abgerufen am 18.09.2019).

[5] Georg Parlow (2003), *Zart besaitet: Selbstverständnis, Selbstachtung und Selbsthilfe für hochsensible Menschen,* Wien, Festland Verlag.

[6] Sylvia Harke (2019), *Hochsensibel – Was tun?,* München, Wilhelm Goldmann Verlag.

[7] Zora Gienger (2019), *Hochsensibel. Leben mit besonderen Gaben,* Dierdorf, Smaragd Verlag.

[8] Elaine N. Aron (2018), *Sind Sie hochsensibel? Wie Sie Ihre Empfindsamkeit erkennen, verstehen und nutzen,* 12. Aufl. München, Mvg Verlag.

[9] Elaine N. Aron & Arthur Aron (1997), *Sensory-processing sensitivity and its relation to introversion and emotionality,* Journal of Personality and Social Psychology, S. 73.

[10] S. Konrad, & P. Y. Herzberg (2019), *Psychometric properties and validation of a German High Sensitive Person Scale (HSPS-G),* European Journal of Psychological Assessment, S 35(3), S 364–378.

[11] D. S. Wilson, K. Coleman, A. B. Clark, & L. Biederman (1993), *Shy-bold continuum in pumpkinseed sunfish (Lepomis gibbosus): An ecological study of a psychological trait,* Journal of Comparative Psychology, S. 107, 250–260.

[12] Elaine N. Aaron (2014), *Hochsensible Menschen in der Psychotherapie,* Paderborn, Junfermann Verlag.

[13] Elaine N. Aron (2018), *Sind Sie hochsensibel? Wie Sie Ihre Empfindsamkeit erkennen, verstehen und nutzen,* 12. Aufl. München, Mvg Verlag.

[14] Sabrina Görlitz & Jutta Böttcher (2017), *Hochsensibilität und Trauma,* in: Kompetenzzentrum für Hochsensibilität, unter: https://www.aurum-cordis.de/hochsensibilitaet-und-trauma (abgerufen am 10.09.2019).

[15] Britta Karres (2016), *Komm raus, ich seh dich! Von Glück, Selbstwirksamkeit und Wachsen hochsensibler und hochbegabter Kinder,* Wien, Festland Verlag.

[16] Klaus Volkamer (2002), *Feinstoffliche Erweiterung der Naturwissenschaften*, Berlin, Weißensee Verlag.

[17] Cyndi Dale (2018), *Das große Buch der feinstofflichen Energien. Heilung, Lebenskraft, innere Stärke*, München, Lotos Verlag.

[18] Cyndi Dale (2018), *Das Handbuch der Chakra-Arbeit: Heilende Wege zur Entfaltung deines vollen energetischen Potenzials*, München, Lotos Verlag.

[19] Bahar Yilmaz (2013), *Aura-Coaching: Die Transformation des Planeten und ihr Einfluss auf den Energiekörper des Menschen*, München, Ansata Verlag.

[20] Dr. Dain Heer (2013), *Being you, Changing the World*, Santa Barbara, Access Consciousness Publishing.

[21] Dave Markowitz (2013), *Self Care for the Self Aware: A Guide for highly sensitive people, empaths, intuitives and healers, Bloomington, Belboa Press.*

[22] Zora Gienger (2019), *Hochsensibel. Leben mit besonderen Gaben*, Dierdorf, Smaragd Verlag.

[23] Tanja Suppinger (2018), *Wo hört Hochsensibilität auf und fängt Medialität an?* In: Herzbauchwerk, unter: https://www.herzbauchwerk.ch/2018/07/29/wo-hoert-hochsensibilitaet-auf-und-faengt-medialitaet-an/ (abgerufen am 14.09.2019).

[24] Elaine N. Aron (2018), *Sind Sie hochsensibel? Wie Sie Ihre Empfindsamkeit erkennen, verstehen und nutzen*, 12. Aufl. München, Mvg Verlag.

[25] Anne Heintze (2019), *Hochsensibel im Beruf: Wie du dank deiner Empfindsamkeit erfolgreich wirst*, München, Mvg Verlag.

[26] Anne Heintze (2013), *Außergewöhnlich normal. Hochbegabt, hochsensitiv, hochsensibel: Wie Sie Ihr Potential erkennen und entfalten,* München, Ariston Verlag.

[27] Anne Heintze (2013), *Außergewöhnlich normal. Hochbegabt, hochsensitiv, hochsensibel: Wie Sie Ihr Potential erkennen und entfalten.* München, Ariston Verlag.

[28] Mark D. Youngblood (2014), *Essential Energy Care. Advanced Practices for Sensing, Cleaning & Protecting Your Energy. 5 Stages of Empathic Development,* DVD Companion Workbook, Institute of Subtle Energy Education.

[29] Eliane Richardt (2016), *Hochsensibel – Wie Sie Ihre Stärken erkennen und Ihr wirkliches Potenzial entfalten,* München, Südwest Verlag.

[30] Robert Kötter und Marius Kursawe (2015), *Design your Life*, Frankfurt, Campus Verlag.

[31] Marianne Schauwecker: *Praktische Tipps. Das Potential der Hochsensiblen*, unter: https://www.hochsensibilitaet.ch/hochsensibel/praktische_tipps (abgerufen am 2.10.2019).

[32] Sabine Dinkel (2016), *Hochsensibel durch den Tag: Raus aus der Reiz-Überflutung. Gelassen durch alle Alltagssituationen.* Hannover, Schlütersche Verlag.

[33] Master Choa Kok Sui (2017), *Energetischer Selbstschutz. Psychische Immunstärke gegen bewusste und unbewusste Übergriffe*, München, Anasata Verlag.

[34] Marianne Schauwecker: *Praktische Tipps. Das Potential der Hochsensiblen*, unter: https://www.hochsensibilitaet.ch/hochsensibel/praktische_tipps (abgerufen am 2.10.2019).

[35] William W. Atkinson (2011), *Kybalion – Die 7 hermetischen Gesetze*, Hamburg, Aurinia Verlag.

[36] Dr. med. Christiane Northrup (2018), *Vom Schatten ins Licht. Wie Sie Energieräuber erkennen und sich von ihnen befreien können*, München, ZS Verlag.

[37] Judith Orloff (2017), *The Empath's Survival Guide. Life Strategies for Sensitive People,* Colorado, Sounds True Verlag.

[38] Master Choa Kok Sui (2017), *Energetischer Selbstschutz. Psychische Immunstärke gegen bewusste und unbewusste Übergriffe*, München, Anasata Verlag.

[39] Sabine Dinkel (2016), *Hochsensibel durch den Tag: Raus aus der Reiz-Überflutung. Gelassen durch alle Alltagssituationen.* Hannover, Schlütersche Verlag.

[40] Nicole Alps (2019): *Zeitzuleben. Mit Hochsensibilität besser leben – 6 Tipps für den Umgang miteinander*, unter: https://zeitzuleben.de/mit-hochsensibilitaet-leben/ (abgerufen am: 29.09.2019).

[41] Sylvia Harke (2018): *9 Survival Tipps für Hochsensible im Beruf.* Hsp academy, unter: https://hsp-academy.de/survival-tipps-hochsensible-beruf/ (abgerufen am 1.10.19).

[42] Kathrin Sohst (2019): *Hochsensibel im Job - 6 Tipps gegen den täglichen Wahnsinn. Emotion*, unter: https://www.emotion.de/psychologie-partnerschaft/persoenlichkeit/hochsensibel-im-job-6-tipps-gegen-den-taeglichen-wahnsinn (abgerufen am 1.10.19).

[43] James deMeo (2015), *Das Orgonakkumulator-Handbuch*, Oregon, Natural Energy Works.

[44, 45] Sylvia Harke (2018): *9 Survival Tipps für Hochsensible im Beruf.* Hsp academy, unter: https://hsp-academy.de/survival-tipps-hochsensible-beruf/ (abgerufen am 1.10.19).

[46] Kathrin Sohst (2019): *Hochsensibel im Job - 6 Tipps gegen den täglichen Wahnsinn.* Emotion, unter: https://www.emotion.de/psychologie-partnerschaft/persoenlichkeit/hochsensibel-im-job-6-tipps-gegen-den-taeglichen-wahnsinn (abgerufen am 1.10.19).

[47] Sylvia Harke (2018): *9 Survival Tipps für Hochsensible im Beruf.* Hsp academy, unter: https://hsp-academy.de/survival-tipps-hochsensible-beruf/ (abgerufen am 1.10.19).

[48] https://de.spiritualwiki.org/Hawkins/Skala (abgerufen am 31.10.2019)

[49] Dr. Shamini Jain (2019): *The Shift Network*, unter: https://theshiftnetwork.com/page/2-step-process-avoid-negative-energy?utm_campaign=01WellOfBeing01_19&utm_medium=email&utm_source=maropost&utm_content=01WellOfBeing01_19%20promo%20 2019.09.09%20content/bonuses&mpweb=708-8231729-743184856 (abgerufen am 18.09.2019).

[50,51] Caroline Shola Arewa (2010), *Energy 4 Life. High Energy Conscious Living,* Hampshire, Ayni Books.

[52, 53] Dr. Bradley Nelson (2019), *The Emotion Code: How to Release Your Trapped Emotions for Abundant Health, Love and Happiness.* New York, St. Martin‘s Essentials Verlag.

[54,55] Denise Linn (2019), *Energieschnüre: Verborgene energetische Verbindungen erkennen und klären,* München, Anasata Verlag.

[56] Greta Hessel (2018), *Waldbaden Shirin Yoku: Wie der Wald uns gesund hält,* Norderstedt, Books on Demand GmbH.

[57] Sharon Whitelely and Ann Marie Chiasson, *Barefoot Wisdom – Better Health through Grounding*, Schiffer Publishing, 2018.

[58] Denise Linn (2019), *Energieschnüre: Verborgene energetische Verbindungen erkennen und klären,* München, Anasata Verlag.

[59] Sandra Tissot (2019): *Hochsensibilität – 10 Tipps, die dich im Alltag vor Reizüberflutung schützen*, unter: http://www.hochsensiblepersonen.com/hochsensibilitaet-10-tipps-die-dich-im-alltag-vor-reizueberflutung-schuetzen/ (abgerufen am 18.9.2019).

[60, 61] Choa Kok Sui (2005), *Energetischer Selbstschutz: Psychische Stärke gegen bewußte und unbewußte Übergriffe*, München, Ansata.

Printed in Poland
by Amazon Fulfillment
Poland Sp. z o.o., Wrocław

76774123R00103